1日1回！

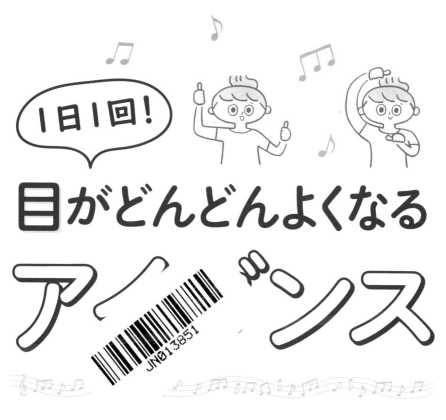

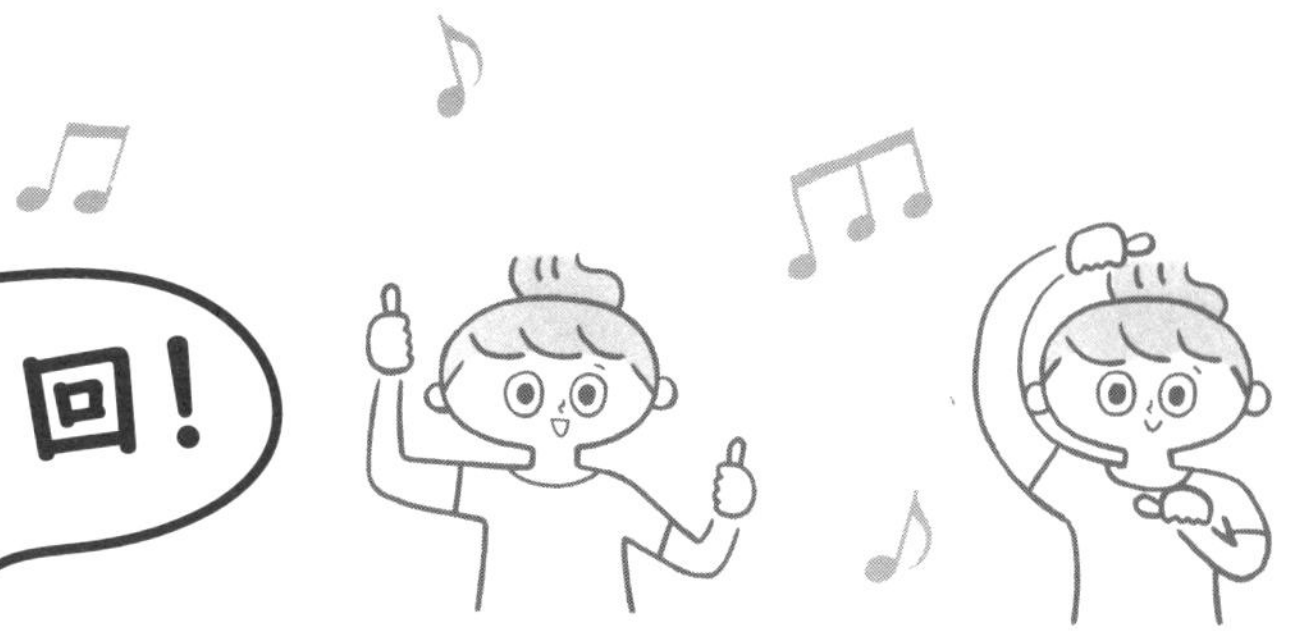

目がどんどんよくなる
アイ[illegible]ンス

JN013851

目の筋膜をリリースする
新しい視力回復法

Fumio Isozaki
磯﨑文雄

青春出版社

はじめに

少しでも時間ができればスマホをチェックし、仕事では毎日パソコンとにらめっこ……。

現代には、目をわるくする要素があふれています。

視力低下に悩む方も増えていますが、その多くが「一度わるくなった目は、もうよくならない」と、視力回復をあきらめているようです。

しかし、そんなことはありません。

もちろん個人差はありますが、**何歳からでも、適切な方法さえ取れば視力が回復する可能性は大いにあります**。

視力低下の大きな原因は「眼筋《がんきん》」という目についている筋肉の衰えにあります。

スマホなどを見続け、長い間ずっと目を動かさないでいると、眼筋が使われずに衰え、硬くなっていきます。これが、視力低下をもたらします。

そのため、**視力回復には「眼筋をしっかり動かすこと」が欠かせません。**

ただ、やみくもに眼筋を動かしても、その効果は残念ながら期待できません。

いったい、なぜでしょうか。

これは、私がこれまで38年間に渡り研究してきた「筋膜《きんまく》理論」で説明できます。

眼筋をしっかり動かしたければ、「筋膜」という筋肉を包む薄い膜にアプローチすることが必要なのです。

眼筋を含む、全身の筋肉は筋膜という薄い膜に包まれています。そしてこの筋膜にはゆがみやすい、筋肉などに癒着しやすいという特徴があります。

筋膜に癒着やゆがみが生じると、筋膜に包まれている筋肉の動きが制限され、動きづらくなります。このため、筋肉をしっかり動かしたければ、筋膜にまずアプローチし、筋膜の癒着やゆがみを取ることが欠かせないのです。

これは、肩や腕などの筋肉でも、目の筋肉である眼筋でも同様です。

つまり、**眼筋をしっかり動かすには、まず、眼筋の筋膜癒着を取る必要があるのです。**

視力回復に大切なのは、眼筋を動かすことだけでなく、眼筋の筋膜癒着を解消すること。

この「眼筋の筋膜癒着の解消」と「眼筋をしっかり動かすこと」を同時に、楽しみながらできるのが、本書で紹介する「目を踊るように動かすアイダンス」です。

アイダンスには、私がこれまでの筋膜研究で得た理論を存分に詰め込んでいます。

ただ、どんなによい方法でも、続けられなければ意味がありません。

アイダンスならその点も心配ありません。

歌に合わせて目を動かすアイダンスは、トレーニング感ゼロのエクササイズ。

アイダンス自体を楽しんでいたら、いつの間にか目がよくなっていた……というれしい経験ができるはずです。

実際に、私の治療院に来られている方々の中にも「今まで、いろんな視力回復法を試したけれど続かなかった。でも、これは楽しいから続けられています！」という方が何人もいます。

目がよくなるアイダンスを楽しみながら、視力回復を果たしましょう！

1日1回！ 目がどんどんよくなる「アイダンス」

目次

第2章

第3章 視力低下を防ぐ新習慣

カバー写真――WAY HOME Studio／shutterstock
編集協力――――――澤田美希
カバー・本文イラスト――まつむらあきひろ
本文デザイン・DTP――岡崎理恵

第1章

視力低下は「目の筋膜」に原因があった！

9割の人が知らない！ 筋膜のゆがみが視力低下に与える影響

もし視力が低下した、または目にトラブルが起きた場合、通常は眼科へ駆け込みますよね。視力が落ちていればメガネやコンタクトレンズ、大きなトラブルがあるなら手術での処置や薬の処方などがされますが、目を動かす筋肉「眼筋《がんきん》」にフォーカスして診察されることは、ほぼないかもしれません。

眼筋は、私たちの眼球の動きをコントロールしています。

6つの眼筋（上直筋《じょうちょくきん》・下直筋《かちょくきん》・内側直筋《ないそくちょくきん》・外側直筋《がいそくちょくきん》・上斜筋《じょうしゃきん》・下斜筋《かしゃきん》）が、互いに協力し合いながら、連動して眼球を動かしているのです。

それぞれの眼筋が正常に動いていれば、遠くも近くもしっかり見えますが、**眼筋が動かせなくなり衰えると、視力低下の典型である「近視」にはじまり、老眼など**

眼球を動かす6つの眼筋（左目の眼球の場合）

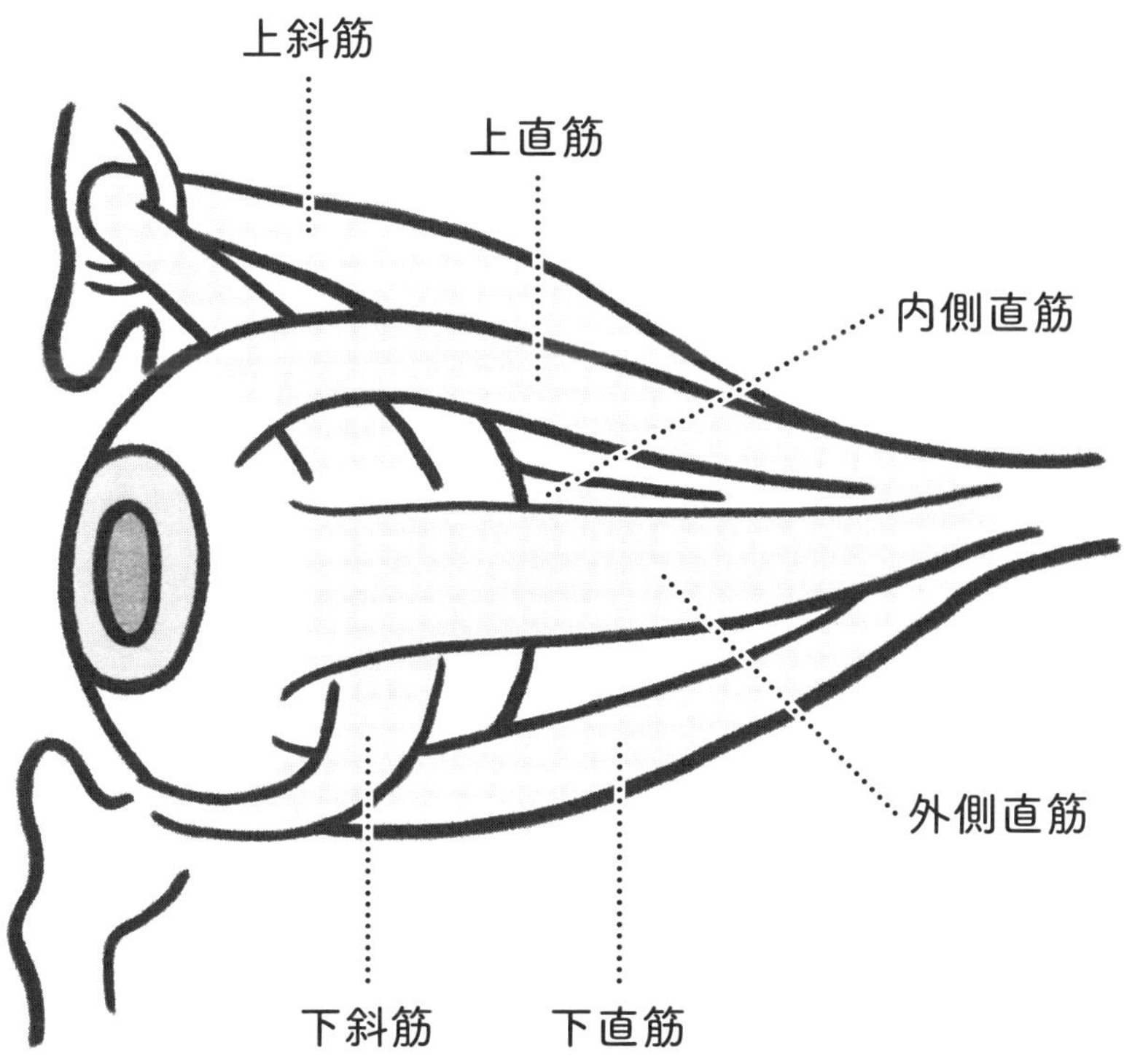

も起こりやすくなり、さらには網膜剥離《もうまくはくり》や黄斑変性《おうはんへんせい》、白内障や緑内障などの目の病気を引き起こす可能性も高くなるのです。

巷《ちまた》には衰えた眼筋を動かし、鍛えるためのトレーニングは多々ありますが、実は眼筋が硬いままでは、このようなトレーニングをしても、意味がありません。まずは眼筋をゆるめて、動く筋肉にすることが大切なのです。

とはいえ、ふくらはぎなどのように外から直接触れることができない眼筋をゆるめるには、どうすればいいのでしょうか。

ここで鍵を握るのが、**眼筋を包み込んでいる「筋膜《きんまく》」です。筋肉をゆるめてスムーズに動かせるようにするためには、筋膜へのアプローチが必要なのです。**

逆をいえば、眼筋の筋膜がゆがんでいたり、癒着していたり、正常な状態でない場合、眼筋をスムーズに動かすことは困難でしょう。

筋膜にアプローチすることで、眼筋だけでなく、ピントを合わせる役割を持つ「毛様体筋《もうようたいきん》」という筋肉も、だんだんと動かせるようになるのです。

なぜ目はわるくなるのか

私たち人間の目にはもともと、左右に約100度、上下に60～70度の視野があります。自然と共生していたかつての人類は、自然界の中で生き延びるために、目を動かして視野を広げ、周りからの危険を察知しながら生きていました。身を脅《おびや》かす危険がないか、遠くまで確認するために、無意識に眼筋や毛様体筋を動かしていたのです。ですから、近視には無縁だったといえます。

しかし、文明が発達する中で、現代人の目に変化が起きています。とくに視力低下に大きな影響を与えるのは、スマホやパソコンの台頭です。

現代では、仕事でもプライベートでもスマホやパソコンを使います。そのために、**私たちは無意識に〝同じ距離を長時間見続けている〟のです。このことが、視力低**

よく見える目の場合

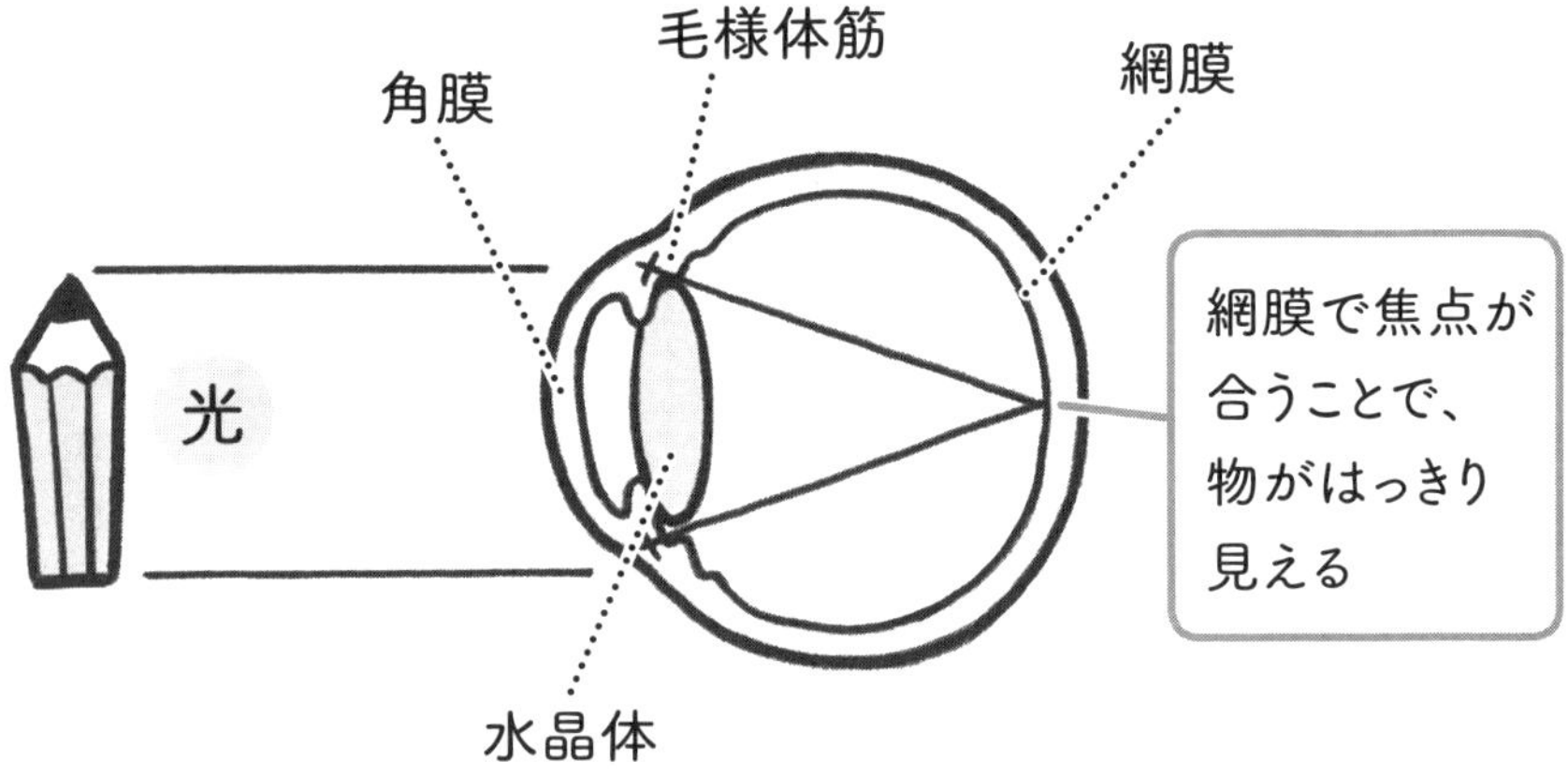
毛様体筋
角膜
網膜
光
網膜で焦点が合うことで、物がはっきり見える
水晶体

下の大きな要因となります。

スマホやパソコンを、目を動かさず、狭い視野で、じーっと見続ける。

このとき、眼筋はほぼ動いていません。そして、目のレンズ（水晶体）を調節する毛様体筋は、近くを見るために緊張して収縮し、水晶体は厚くなっています。

この状態を長時間続けていると、毛様体筋が収縮したまま固まってしまい、ピント調節が難しくなるのです。

さらに、このように**眼筋も毛様体筋も動かさない状態を続けていると、ピントが合わなくなるだけでなく、眼筋や毛様体筋自体が慢性的な血流不足になり、酸素も栄養も十分に補給されなくなってい**

近視の場合

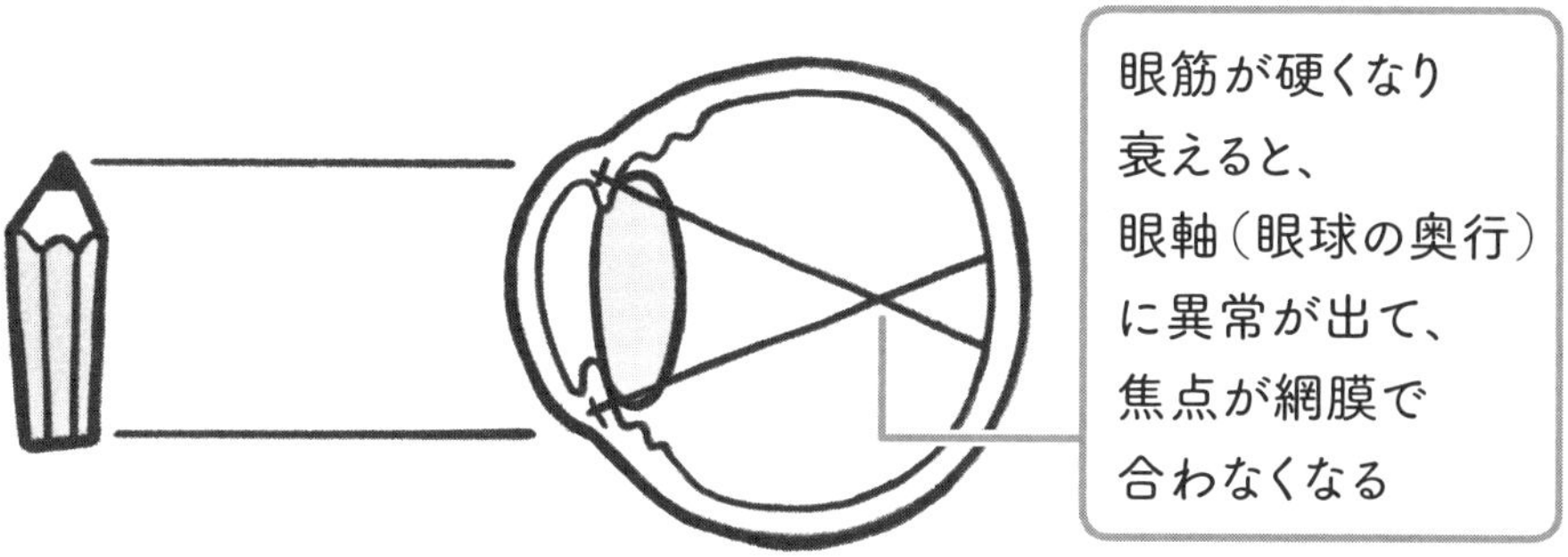
眼筋が硬くなり
衰えると、
眼軸（眼球の奥行）
に異常が出て、
焦点が網膜で
合わなくなる

きます。

　また、**眼筋も毛様体筋も筋肉ですから、動かさないことによって衰えます。**

　これらの結果として、眼球にゆがみが起き、眼軸（眼球の長さ）に異常が出て、目の中にある「網膜」という部分で焦点が合わなくなり、視力が低下してしまうのです。

　衰えて硬くなった眼筋は、まるで〝冷凍肉〟のよう。**1日でも早く眼筋の筋膜をゆるめて、眼筋をしっかり動かせるようにすることが、視力低下を食い止め、さらには視力を回復することにつながるのです。**

そもそも筋膜ってなに？

眼筋を動かす鍵となる筋膜。そもそも、筋膜とはどのようなものなのでしょうか。

私たちの筋肉は、実はたくさんの「筋線維《きんせんい》」の集合体です。その筋線維を包んでいるのが、薄い膜である筋膜。筋膜は、何十万本とある筋線維がバラバラにならないように筋肉を包んでいます。その薄い膜は、筋肉だけでなく、骨、内臓、神経、靭帯《じんたい》など体の構成要素のほとんどを包んでいるのです。

さらにこの薄い筋膜は包むだけでなく、「つなぐ」という役割も担っています。筋肉を骨に、皮膚を筋肉や脂肪に、というようにそれぞれの組織や器官をくっつけ、つなぐのはこの薄い筋膜の働きなのです。

筋肉の構造

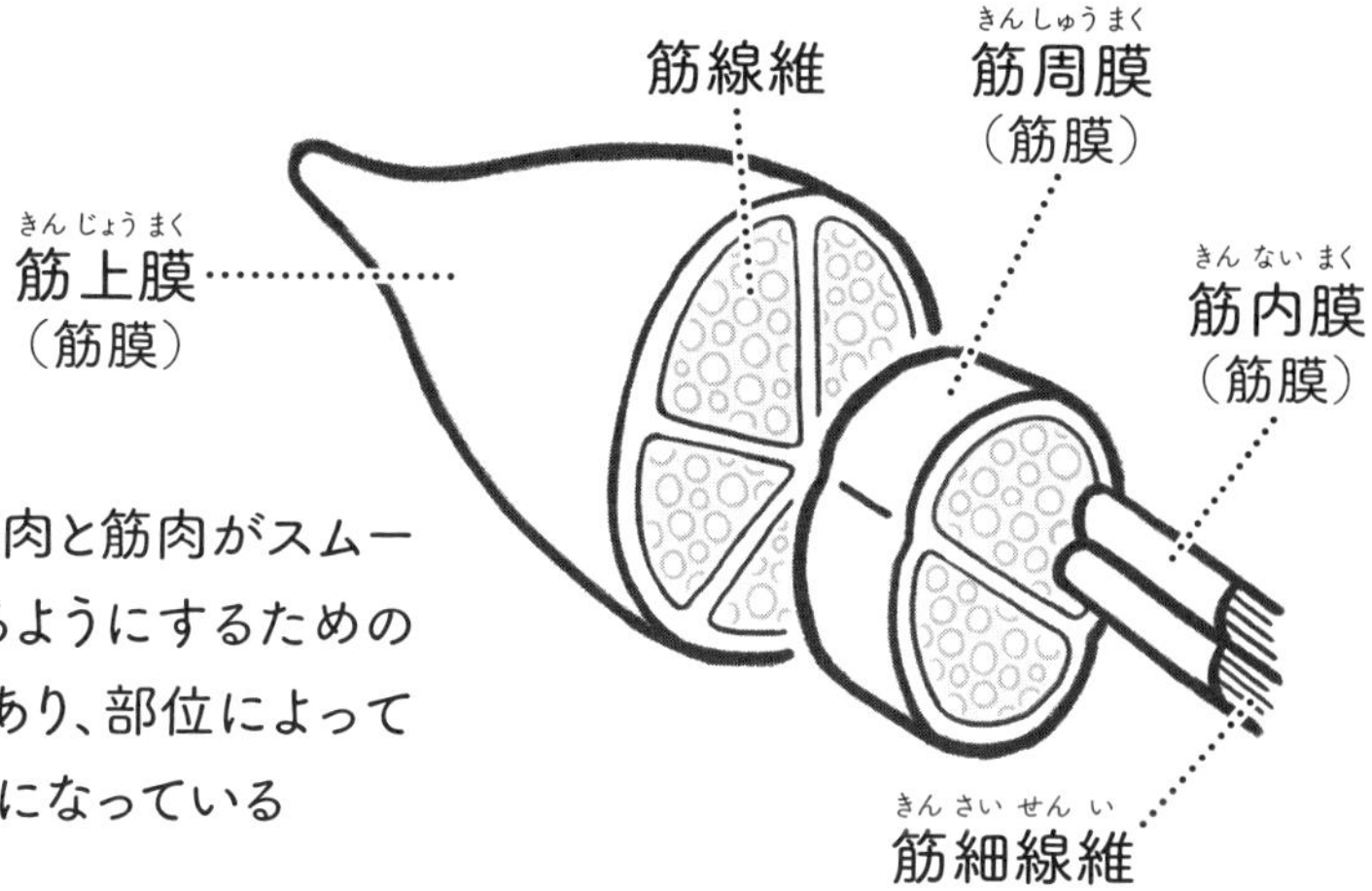
筋線維
筋周膜《きんしゅうまく》
（筋膜）
筋上膜《きんじょうまく》
（筋膜）
筋内膜《きんないまく》
（筋膜）
筋細線維《きんさいせんい》

筋膜は、筋肉と筋肉がスムーズに動けるようにするための“境”でもあり、部位によっては2～3層になっている

全身の組織や器官があるべき位置に収まり、きちんと動き機能するのは、この薄い筋膜のおかげといっていいでしょう。

また、筋膜があることで、体の中にあるいくつもの筋肉は重なり合っていてもスライドしながら、それぞれ動くことができます。

筋膜には、２つの種類があります。１つは、皮膚に近い部分にある大きな筋肉を包む「皮下筋膜」。もう１つが、それよりも深い部分にあるインナーマッスルを包む「深在筋膜」です。眼筋の筋膜は深在筋膜ですから、本書でいう筋膜とは「深在筋膜」を指していると、ご理解ください。

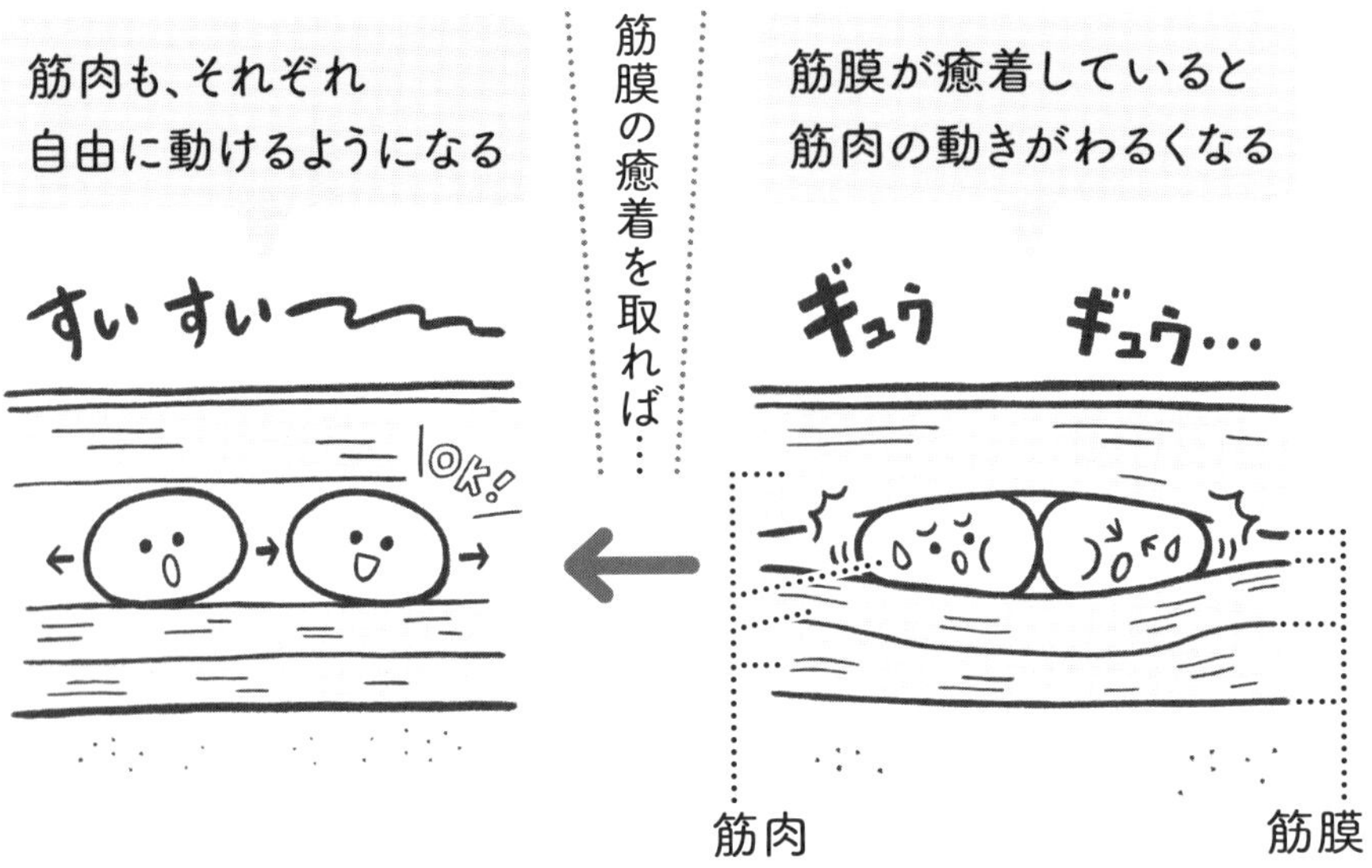

深在筋膜は、膠原《こうげん》線維《せんい》（コラーゲン）が多いため、伸縮性が少なく、変形しにくいという特徴があります。

ただし、**筋肉をあまり動かさないで、長時間同じ状態でいると、筋肉と筋膜、筋膜と筋膜が癒着してしまいます。とくに、６種類ある眼筋のうち、上直筋と上斜筋のように、筋肉が重なり合っている部分は、筋膜が癒着しやすいといえるでしょう。**

パソコンやスマホを長時間じーっと見続けて、眼筋を動かさないでいると、筋膜の癒着が起きます。結果として本来の眼筋の運動ができなくなり、どんどん眼筋が硬くなってしまうのです。

眼筋の筋膜が、ゆがみやすく癒着しやすい理由

普段の生活で、首を動かさずに目だけを動かして上下左右を見ることは、歌舞伎役者やバリ舞踊を習っている方でないかぎり、ほぼありません。

私たちが何かを見るとき、眼球を上下左右にほんの少し動かすだけでも問題なく感じるのは、自然と首が動いているからです。

しかしこれでは、目の動き、つまり眼筋の動きが極端に少なくなってしまいます。

眼球をしっかり動かさない状態が、1年365日毎日続けば、眼筋の筋肉、筋膜の癒着は当然起こりやすくなります。とくに、眼筋はそれぞれの筋肉が重なり合うところがある（11ページ参照）ので、その部分がくっつき、それによって全体のゆがみも引き起こされます。

筋膜には、コラーゲン線維が多く含まれています。コラーゲンですから、もともとはドロッとしているのですが、筋肉を動かさない状態が長時間続くと、ベトベトになってスライドできなくなり、筋肉にべったりと癒着してしまうのです。この癒着を防ぐには、筋肉をしっかりと動かすことが重要です。

しかし、筋肉を酷使するのもNG。筋疲労が起こり、老廃物が溜まってしまいます。その場合も筋肉が硬くなり、筋膜が癒着してしまうのです。

筋膜の癒着を防ぐには、程よく筋肉を動かすことが大切です。

癒着してしまった筋膜をはがし、元の状態に戻すために私が編み出したのが、筋肉の上から少し痛いくらいの圧をかけながら、筋肉を動かすマッサージ法です。とはいえ、外から触れない眼筋の場合はこれができません。

そこで、眼筋の筋膜癒着を取るために考えたのが、本書でこれから紹介する「アイダンス」。**アイダンスでは、三《さん》叉《さ》神経《しんけい》が通るこめかみのポイントを圧迫しながら、眼球を思い切り動かします。圧迫によって眼神経にも刺激を与え、眼球全体の緊張を緩和しながら、眼筋を大きく動かすので、眼筋の筋膜癒着やゆがみにもアプローチできるのです。**

視力低下を放置すると、大変なことに！

目がわるくなっても、コンタクトレンズやメガネをすればいい……と思っている方に、根本的な視力回復が大切な理由をお伝えしましょう。

「百聞は一見に如《し》かず」ということわざがありますね。何度も聞くより、一度自分の目で見るほうが確かであり、理解できることを言い表した言葉です。

そう、私たち人間にとって、視覚からの情報はとても重要なのです。

人間には、五感と呼ばれる5つの感覚（視覚・聴覚・触覚・味覚・嗅覚）がありますが、その中で視覚からの情報量が1番多く、全体に対して約83％を占めるそうです。つまり、視力が低下し、よく見えなければ、脳に正しく情報が入らないともいえます。これは大きな問題です。

仮に、子どもの頃から目がわるく、周りの物をぼんやりと見続けていたなら、脳に正しく情報が伝えられないことが多くなります。これでは、学校などで学んだこともハッキリと記憶に残らないでしょう。この結果、学習能力が下がってしまうことも考えられるのです。

さらに、視力は運動能力にも深く関わっています。視力低下で物をよく見ることができないと、脳での認識が遅れます。そのため瞬間的な判断や動きなどが必要なスポーツの場面で力を発揮できなくなるのです。

視力を低下させず、ハッキリと見えていたら、脳への記憶も認識もよくなる。そうなれば、きっと勉強も運動も楽しくなるはずです。これは、子どもだけでなく、大人にもいえます。

そして、ただ〝見える〟ことにこだわり、メガネやコンタクトレンズでそのときだけ矯正するより、**視力低下を放っておかずに回復させるほうが、四六時中、視覚からの情報をキャッチしている脳にとっても、目のレンズにとっても、最善だといえます。**そのためにも、根本的な視力回復が大切なのです。

年齢に関係なく増加している「スマホ老眼」とは?

「スマホ老眼」という言葉を聞いたことがあるでしょうか。これは、スマートフォンの使いすぎによって、年齢に関係なく「目のピントが合いにくい」など老眼と同じような症状が起きている目のことを指します。

たとえば、自分の手に持ったスマホの画面を見てから、遠くの看板の文字をパッと見たとき、すぐ読めない。5秒か10秒経って、ようやく字が読める。

これが、スマホ老眼の典型です。

本来老眼とは、加齢により水晶体を調節する毛様体筋が衰えて動きにくくなったり、水晶体自体が硬くなったりして、ピント調節がうまくできなくなる状態を指します。

では、私たちがスマホの画面を見るとき、目はどんな状態になっているのでしょう。そのときは近くを見ていますから、毛様体筋が緊張してゆるんでおらず、水晶体は厚くなっています。この状態が長時間継続されると、急に遠くを見たとしても毛様体筋がすぐにはゆるまず、水晶体も薄くなりません。結果、ピントが合わずに、遠くがぼやけて見えてしまうのです。

一時的なものが多いスマホ老眼ですが、くりかえすうちに重篤化することもあり、注意が必要です。

老眼やスマホ老眼改善のために、ピント調節をする毛様体筋だけ鍛えようとする方がいますが、6つの眼筋を無視して、毛様体筋だけにフォーカスしたトレーニングをしても、その効果は一時的だと、私は考えています。これだけでは、毛様体筋はすぐに硬くなり、動きにくくなってしまうでしょう。

根本的な解決をしたければ、毛様体筋だけでなく、最初に6つの眼筋もしっかり動かすことが必要だと思います。

その理由は、6つの眼筋と毛様体筋が目を覆っている「強膜《きょうまく》」を介してつながっ

スマホ老眼の仕組み

スマホを長時間見続けていると…

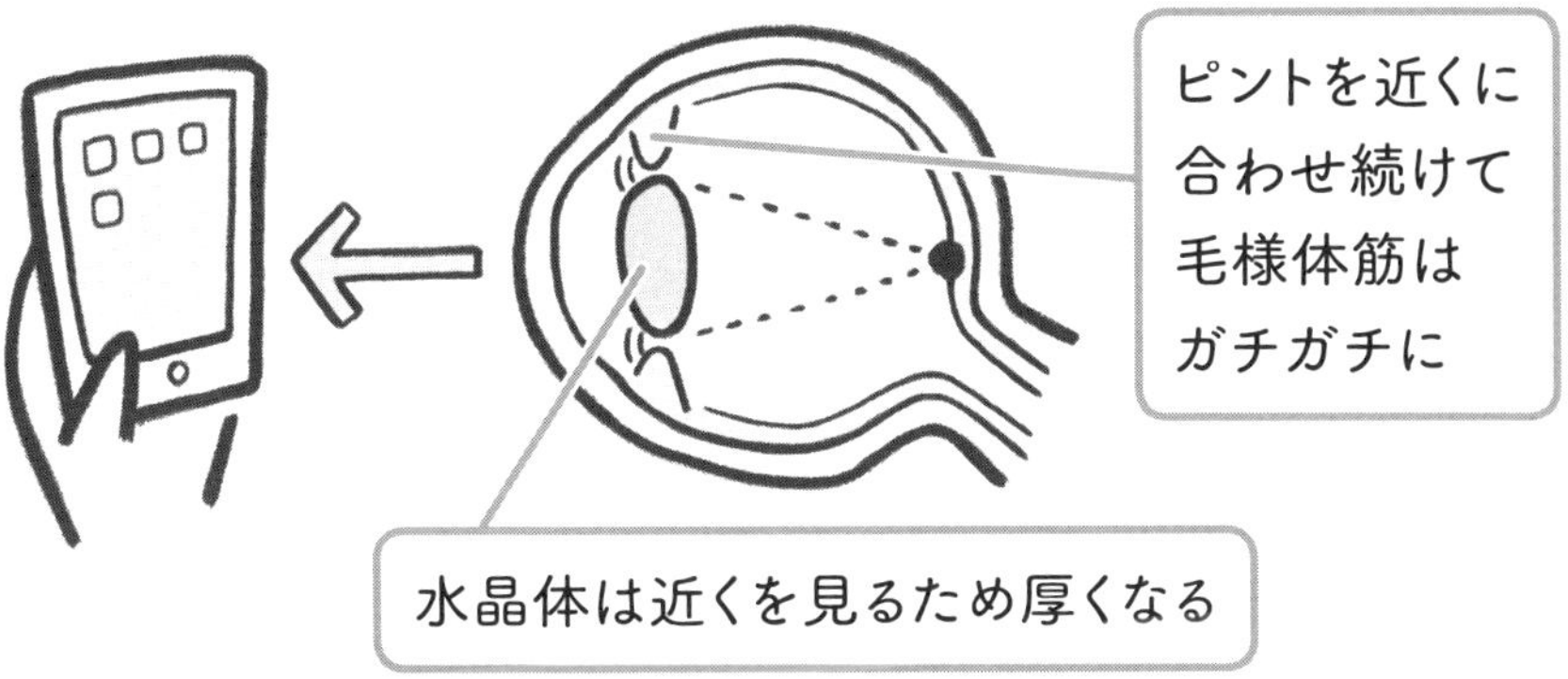
ピントを近くに
合わせ続けて
毛様体筋は
ガチガチに
水晶体は近くを見るため厚くなる

素早くピント調節できない目に！

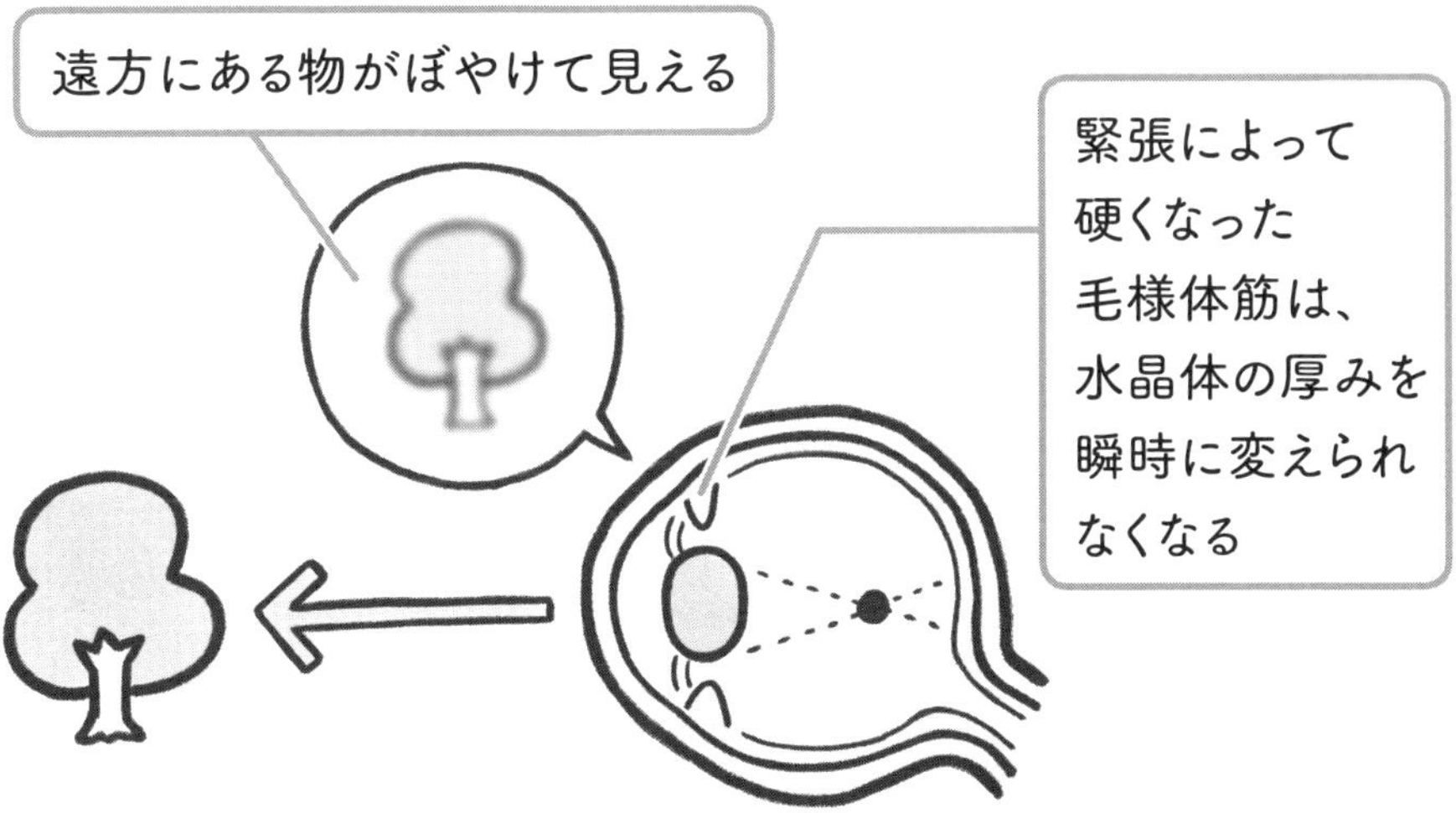
遠方にある物がぼやけて見える
緊張によって
硬くなった
毛様体筋は、
水晶体の厚みを
瞬時に変えられ
なくなる

ていることにあります。毛様体筋だけトレーニングしても、6つの眼筋が動かず冷凍肉のように固まっていれば、目全体の血流はよくなりません。この状態では、細胞の活性化に必要な酸素や栄養が入ってこないので、視力の回復につながりにくいのです。

また、6つの眼筋を動かすと、強膜へと刺激が伝わります。その刺激が毛様体筋にも伝達されることで、毛様体筋にかかっているストレスも自然と緩和され、動きやすくなると考えられます。

もし、**老眼を治したい、または目のピントをスムーズに合わせたいのであれば、まず、眼筋の筋膜へアプローチして、眼筋を動かした後、毛様体筋へ働きかける「遠近トレーニング」などを行うと、十分な効果が得られるでしょう。**

これと同様のことは、少しケースが変わりますが、白内障、緑内障、黄斑変性、網膜剝離などの手術を控えた方にもいえます。このような病気の場合は、最終的には目の手術をしますが、その場合も、眼筋が硬くなったまま手術を受けるよりも、6つの眼筋の筋膜癒着を取って眼筋をほぐし、目全体の血流をよくしてからのほうが、術後の経過がよりよくなるように思います。

近視でも老眼でも、筋膜の癒着を取れば目はよくなる!

私は約38年間、日本人の体の特徴に合った筋膜マッサージ法を研究してきました。これまで、8万人以上の体の痛みやこりを緩和・解消し、さまざまな方と施術を通して出会いましたが、多くの方が「視力」に関しては、よくなることをあきらめているように感じました。

この本を読んでいる方の中にも、メガネやコンタクトレンズと一生付き合っていくしかないと、思っている人も多いことでしょう。また、近視の手術を検討されている方もいるかもしれません。

そんな方に声を大にしてお伝えしたいのは、**「あなたの近視も老眼も、目の筋膜の癒着を解放して眼筋を動かすことで、格段によくなる!」**ということです。

すでに触れましたが、近視とは眼筋を動かさないことで、眼球にゆがみが出て起こります。目の筋膜をゆるめて眼筋を動かすと、これを防ぎ、視力を回復することもできます。とくに子どもは回復の可能性が高いです。

また老眼とは、老化により眼筋や毛様体筋、眼神経が萎縮して、毛様体筋の動きが悪くなったり、水晶体が硬くなっている状態です。これから紹介するアイダンスで眼神経に刺激を与えて目の血行をよくすると同時に、眼筋の筋膜をゆるめて眼筋を動かせば、毛様体筋にも刺激が伝わり、スムーズに動くようになります。この結果、ピントの調節がしやすくなり、視野も広くなるのです。

近視や老眼の場合、もし現段階で筋膜が固まって癒着していたら、その状態で眼筋も毛様体筋もロックされています。ロックされた状態では、どんなトレーニングをしても、残念ながら眼筋はよく動きません。ですから、眼筋の筋膜をまずゆるめることが、目をよくする近道なのです。

眼筋の筋膜をゆるめることで、近視や老眼だけでなく、目に現れるさまざまな症状を改善することもできます。急性内斜視、眼精疲労、緑内障、白内障、網膜剥離、黄斑変性などはよくなる可能性は大いにあるでしょう。

楽しく続けられるから効果が出やすい！ アイダンス

私は日々、体の悩みを抱える方々と接していますが、その中に「視力低下に悩む方」が多くいることを感じていました。

「筋膜マッサージで、肩は動くようになったけど、最近、目の疲れがひどくて……。目に効く筋膜マッサージはないですか？」

などと、患者さんから言われるたびに、首や頭の筋膜癒着を取る筋膜マッサージを行っていたのですが、もっと根本的な解決法はないかと考え、編み出したのが、「アイダンス」です。

アイダンスでは、眼筋の筋膜癒着を取りながら、眼筋自体もしっかり動かし、鍛えることができます。くりかえしになりますが、**眼筋だけでなく、眼筋の筋膜にも**

アプローチしているので、結果として、眼筋がしっかり動かせるようになり、視力回復効果が期待できるのです。

このアイダンスを考えるときに大切にしたのが、**「飽きずに長く続けられること」**。スマホやパソコンを多用する現代の生活では、どうしても眼筋の筋膜は癒着しやすくなります。同じ距離を長時間見ることが、日常になっているからです。だからこそ、どんなによいトレーニングでも1日で終わってしまえば、意味がありません。日々、癒着する眼筋の筋膜と、眼筋をしっかりとほぐすために、飽きずに継続的にトレーニングを続けられることが何より大切なのです。

楽しく、飽きずに続けられて効果的な方法をつきつめてつくったのが、本書でご紹介するアイダンスです。しかも、これまでにアプローチが難しかった目の筋膜癒着も解消しています。

私自身、アイダンスを考える前に、自分の目がどんな動きをしているのか確かめてみようと、スマホで自撮り動画に挑戦してみたことがあります。すると、左目はゆっくり1周回せるのに対し、右目はある場所にくると、シュッと一瞬で正面に戻ってしまいました。

「まさか…!」と、自分で驚きました。なぜなら、私は多少の老眼はありますが、メガネを使わず生活できていたからです。視力低下の自覚が少なかったので、自分の目は、問題ない動きをしているはずだと思っていました。

しかし、試行錯誤しながらアイダンスを続けると、眼球の動きに変化が現れ、ゆっくりと右目を回すこともできるようになり、視力も上がったのです。目の前の景色をより鮮やかに立体感をもって見られるようになり、視野が開け、見える世界が大きく変わりました。また、3年位前に結膜炎になり、それ以来、右目が常に涙目になってハンカチが手放せず、さらに軽い痛みが続いて悩んでいたのですが、アイダンスを行って2週間で涙が出る回数が減り、2カ月後には涙目や痛みも治りました。

私の患者さんにも実践してもらっていますが、**「すぐ効果があった!」「視力が上がった」「楽しいから続けられそう!」**などとよい報告ばかり。皆、始めはぎこちない動きだったのが、今ではしっかり眼球が動くようにもなりました。楽しくて効果絶大の「アイダンス」を、ぜひ実践してみてください!

コラム1

まばたきの役割って？

私たちは、1日に何回まばたきをしているか、ご存じですか。

なんと、平均で1日に約1万9200回、まばたきをしています。

普段何気なくしているまばたきですが、いったいどんな役割があるのでしょう。

まばたきの役割の大きなものに、「目の潤いを守る」というものがあります。

まばたきをゆっくりすると、なんとなく目が潤う気がしますが、これはまばたきをした瞬間に、私たちの目の中で涙が出ているからなのです。まぶたの内側にある涙腺から涙が出て目頭の内側から鼻に流れ出ることで、目の表面を潤しています。

年齢を重ねると、まぶたの重みで、まばたきの回数が増えはじめますが、これは単に加齢のせいだけでなく、白内障の前兆の可能性もあると私は考えています。

第2章で紹介するアイダンスは、白内障の予防にもつながるので、楽しみながら続けてみましょう。

第2章

実践！目の筋膜をほぐすアイダンス

アイダンスの流れ

この章では、いよいよアイダンスの実践法をお伝えします。効果的に続けるために、まずはアイダンスの流れを押さえましょう。流れに沿って行うことで、視力回復効果もアップします。

1 顔や脳の血流をよくする

↓

38ページから

首や肩回りの血管が圧迫されると、顔や脳は血流不足に。脳が血流不足になれば、眼筋の血流も低下し、筋膜の癒着や眼筋の拘縮《こうしゅく》（硬く動かなくなること）が進みます。筋膜をしっかりほぐすためにも、まずは眼筋への血流をアップさせましょう。

2 チェック&ウォーミングアップ

↓

46ページから

眼球をぐるりと回しているつもりでも、実際には1周できていないことはよくあります。まず、自分の目はどれくらい動くのかをチェックしましょう。

動きをチェックすることで、眼球がとくに動きにくい箇所がわかります。ウォーミングアップでその箇所を意識的に動かし、眼球の動きをなめらかにします。これでアイダンスを楽しむ準備は万端です！

3 アイダンス ↓ 50ページから

初級・中級・上級の順に行いましょう。慣れるまでは、初級のみでもかまいません。アイダンスの特徴は、歌のリズムに合わせて行うこと。慣れてきたら好きな曲で挑戦してみましょう！ 楽しい気分で目を動かしてください。

老眼が気になるという人へ、そして子どもの視力低下が気になる親御さんへ向けて、番外編も用意しました。家族皆で視力アップを目指しましょう。

番外編① 老眼が気になる人向け
毛様体筋を鍛えて、遠近のピントを合いやすく ↓ 65ページから

番外編② 小中高生のお子さんがいるご家庭向け
急性内斜視から、子どもの視力を守ろう ↓ 66ページから

アイダンスをやる前に

いつやるのがおすすめ？

体が温まって血流がよくなり、リラックスできるお風呂タイムがおすすめです。

スマホやカメラを用意しよう

自分の眼球の動きをチェックするために、スマホやカメラで自撮り（動画）をしてみましょう。何人かでアイダンスに挑戦するときは、誰かに動画を撮ってもらってもＯＫ！

コンタクトレンズ・メガネは？

コンタクトレンズはしたままでＯＫ。メガネは外しましょう。

こんなときは控えよう！

白目が充血しているなど、目にトラブルがあるときは治ってから行ってください。また、ものもらいなどの、急性疾患があるときも避けましょう。

もしめまいや筋肉痛が出たら

急にトレーニングすると、めまいや眼筋の筋肉痛が起こる場合も。そのときは目を閉じてリラックス。少し休んでから再開してください。眼筋の筋肉痛が起こるのは、眼筋に効いている証拠です。

前後の変化を感じて

アイダンスをする前と、した後の見え方の変化を感じてください。変化を感じることで、やる気にもなり、継続できます。

肩こりのある人は?

顔の血流が滞っている可能性が大。まず首メトロノーム体操(42ページ)などで、顔と脳の血流アップを。その後、アイダンスに入りましょう。

2、3人で集まって行うのもおすすめ

家族や友人など、皆で集まってやると楽しさが倍増! お互いに目の動きを確認し合いましょう。

顔と脳の血流アップ①

首の筋膜マッサージ 1

頭部の血流・酸素不足は、首の後ろの筋膜の癒着が原因。
脳の血流に直結するので、毎日こまめにほぐすようにしましょう。

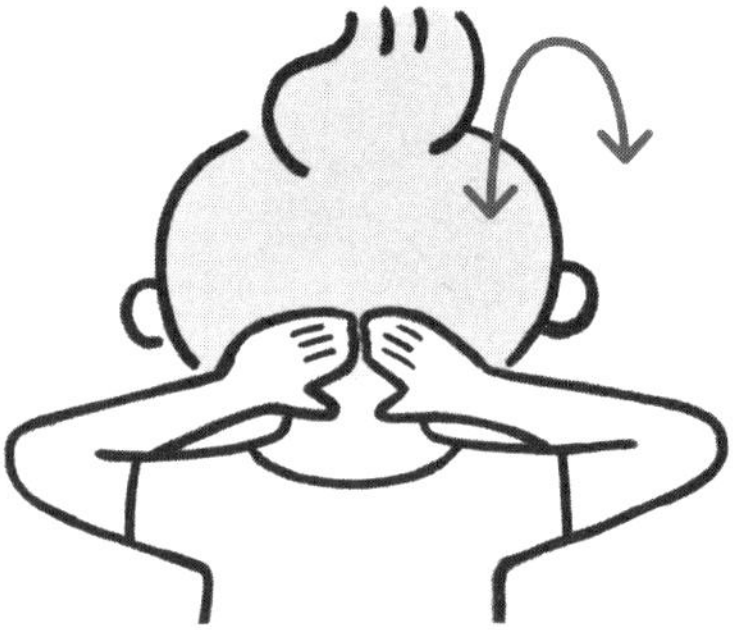

マッサージポイント

1

マッサージポイントの中心（盆の窪あたり）を両手の親指を除く4本の指で押し、首を前後に10回ほど動かします。

2

両手の指を少しずつ外側にずらしながら、首を前後に10回ずつ動かします。マッサージポイントの一番外側（耳の後ろにある出っ張った骨の真下あたり）まできたら、指の位置を 1 に戻します。

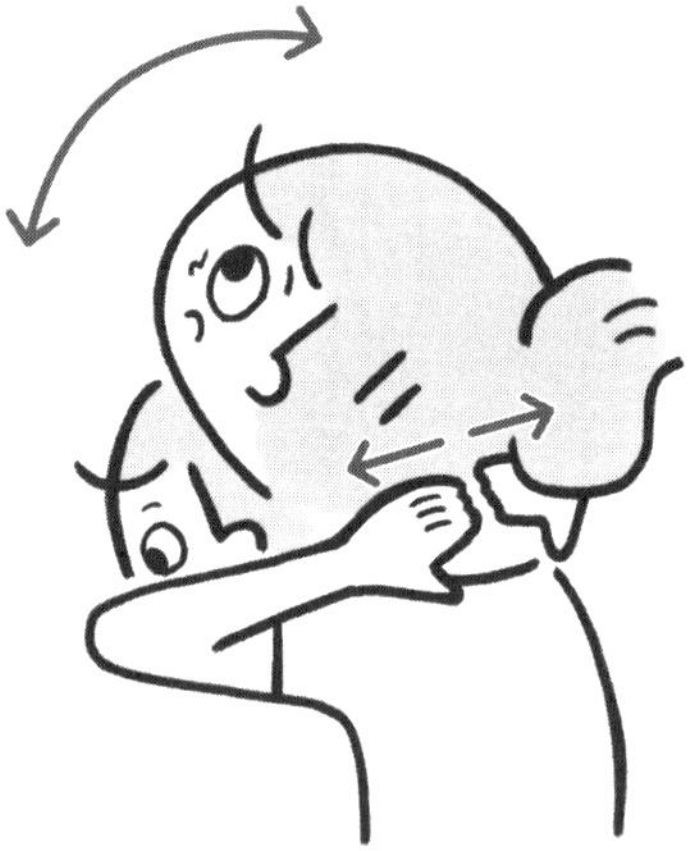

3

1 と 2 を3〜5分くりかえします。

顔と脳の血流アップ②

首の筋膜マッサージ❷

筋肉のこりが溜まりやすい頸椎《けいつい》の両わき。
ここの筋膜の癒着をほぐすと、頸動脈の血流がよくなります。
脳へ血液を送る重要なポイントなので、丁寧に。

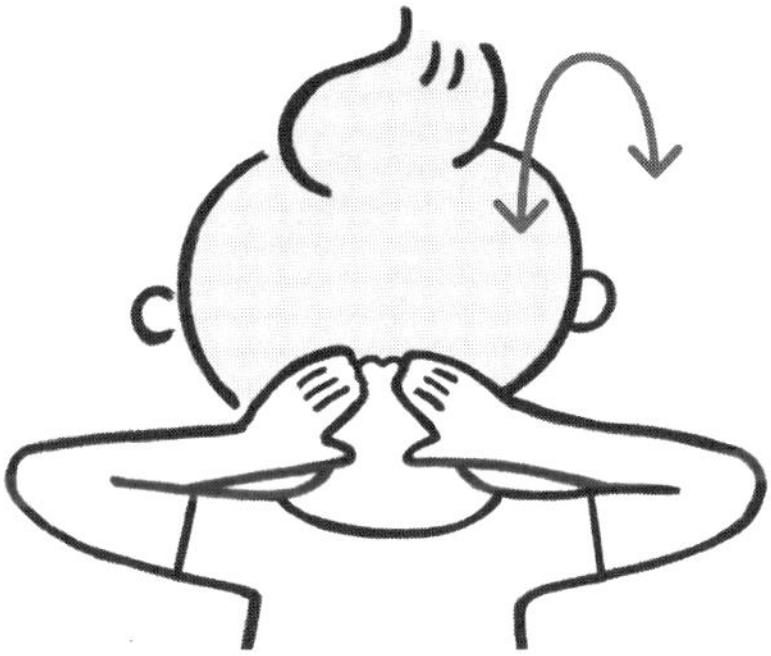

マッサージポイント

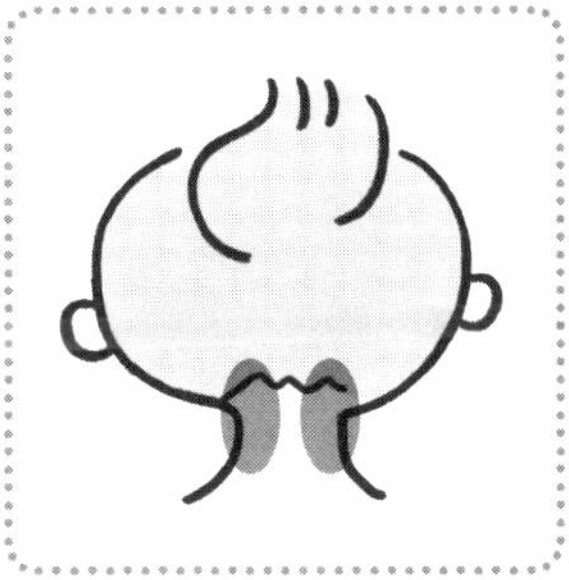

1

親指を除く4本の指でマッサージポイントの一番上（盆の窪の両側）を押し、首を前後に10回動かします。

2

両手の指を少しずつ下にずらしながら、首を前後に10回ずつ動かします。マッサージポイントの一番下まできたら、指の位置を1に戻します。

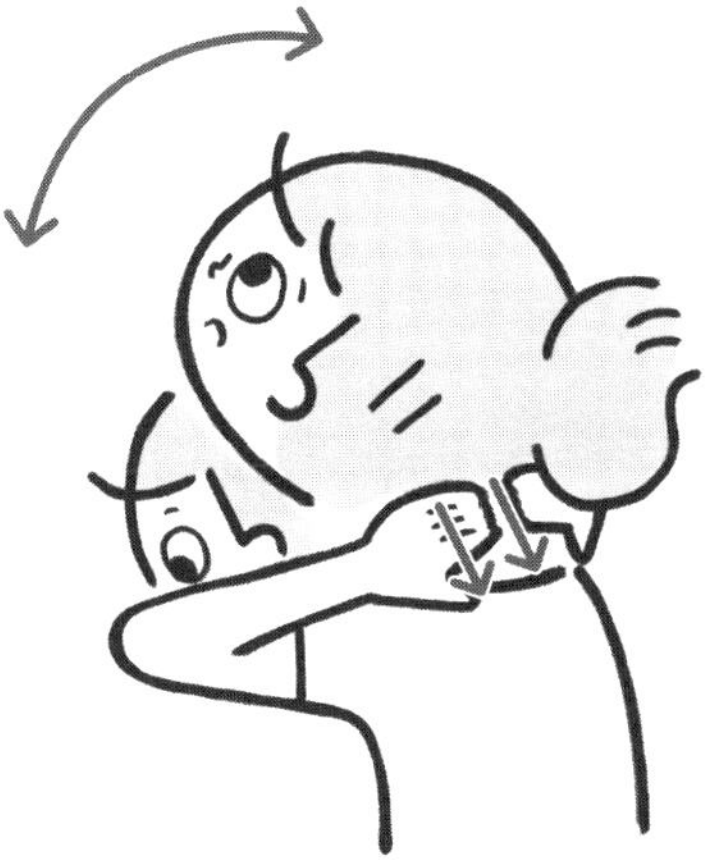

3

1と2を3～5分くりかえします。

顔と脳の血流アップ③

鎖骨回りの筋膜マッサージ

鎖骨の上、下をマッサージすると、
首もとにある斜角筋という筋肉とその筋膜がほぐれ、
顔への血流がよくなります。

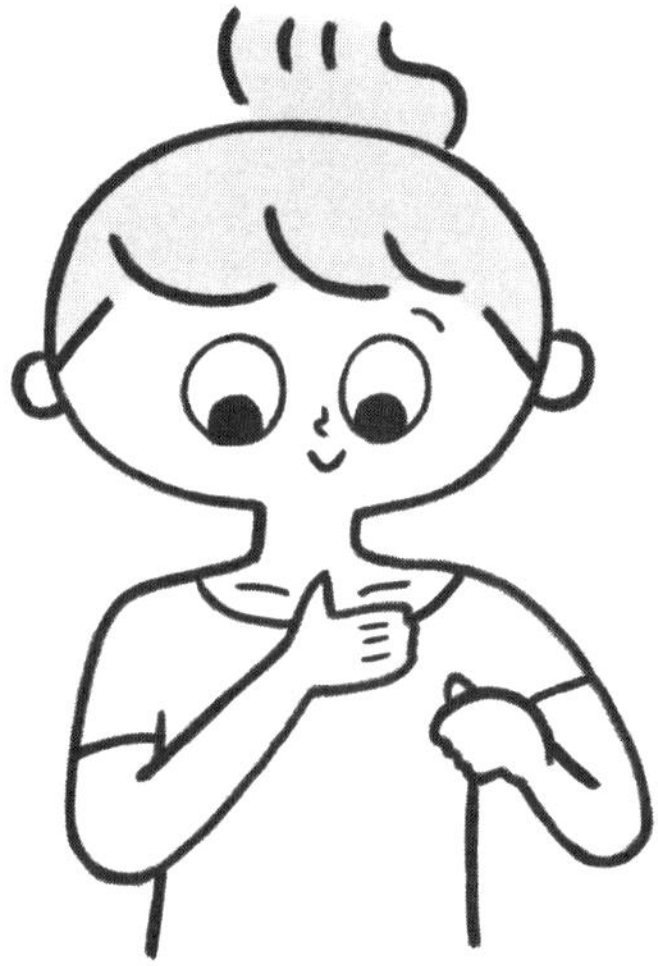

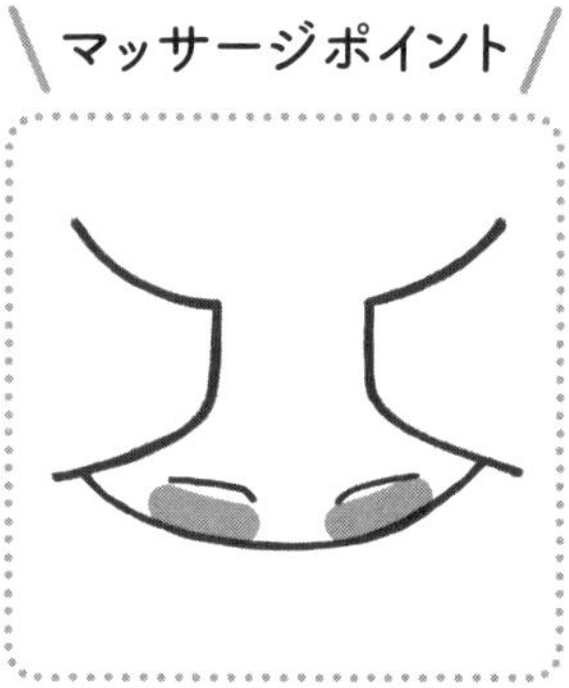

1

右手の人差し指と中指、2本の指をそろえて左の鎖骨の下のくぼみあたりにあるマッサージポイントを押さえます。

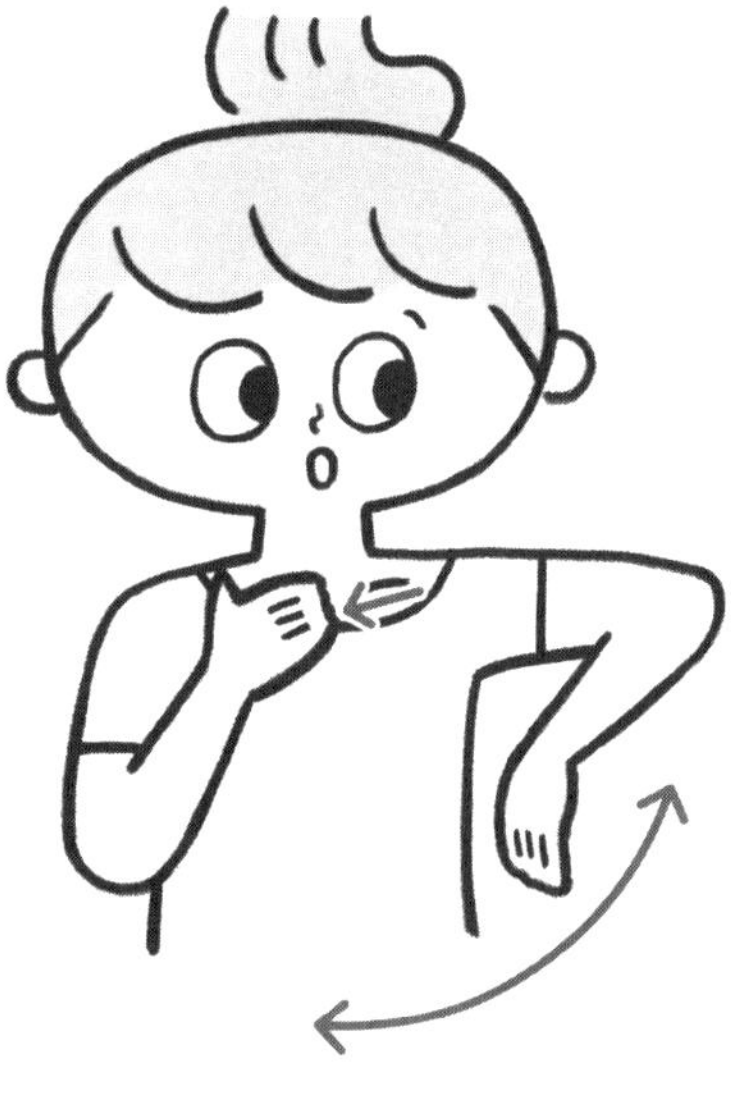

2

鎖骨に沿ってマッサージポイントを内側へずらしながら、左腕のひじを軽く曲げ、左右に1分間振ります。

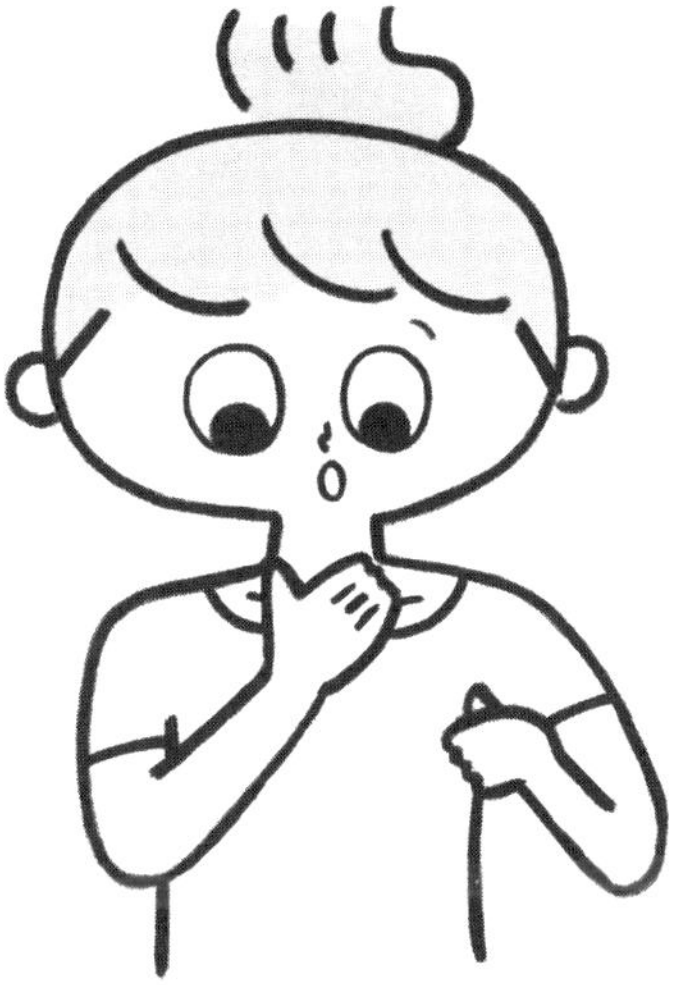

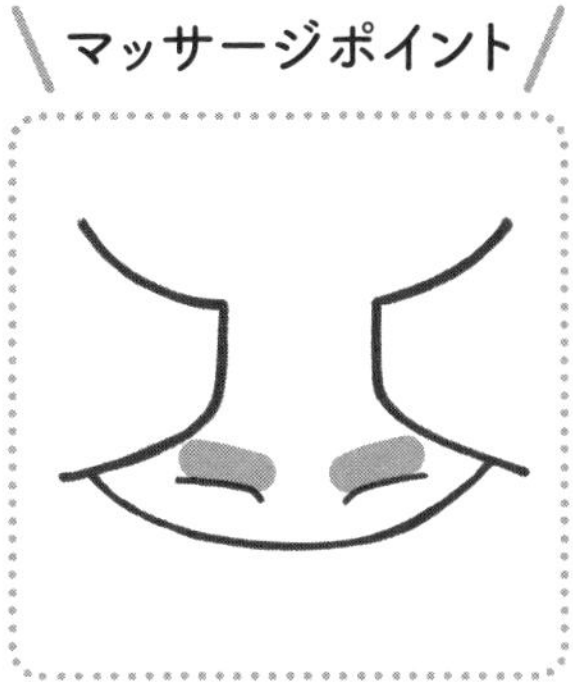

3

右手の人差し指と中指、2本の指をそろえて左の鎖骨の上のくぼみあたりにあるマッサージポイントを押さえます。

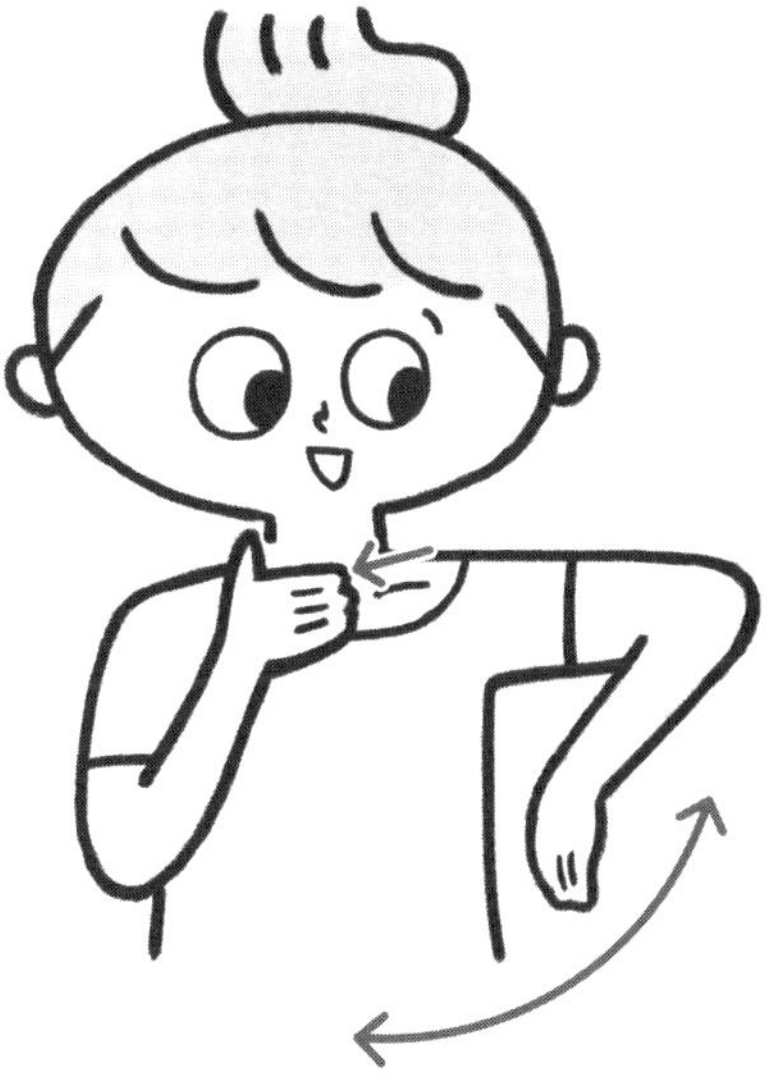

4

鎖骨に沿ってマッサージポイントを内側へずらしながら、左腕のひじを軽く曲げ、左右に1分間振ります。

5

左手で右の鎖骨の上下にあるマッサージポイントを押さえ、反対側も同様に行います。

顔と脳の血流アップ④

首メトロノーム体操

首の筋肉が硬くなると、頸動脈が圧迫され、脳への血流が滞ってしまい、目にも栄養が届きません。

首の筋肉をほぐして、血管の通りをよくしましょう。

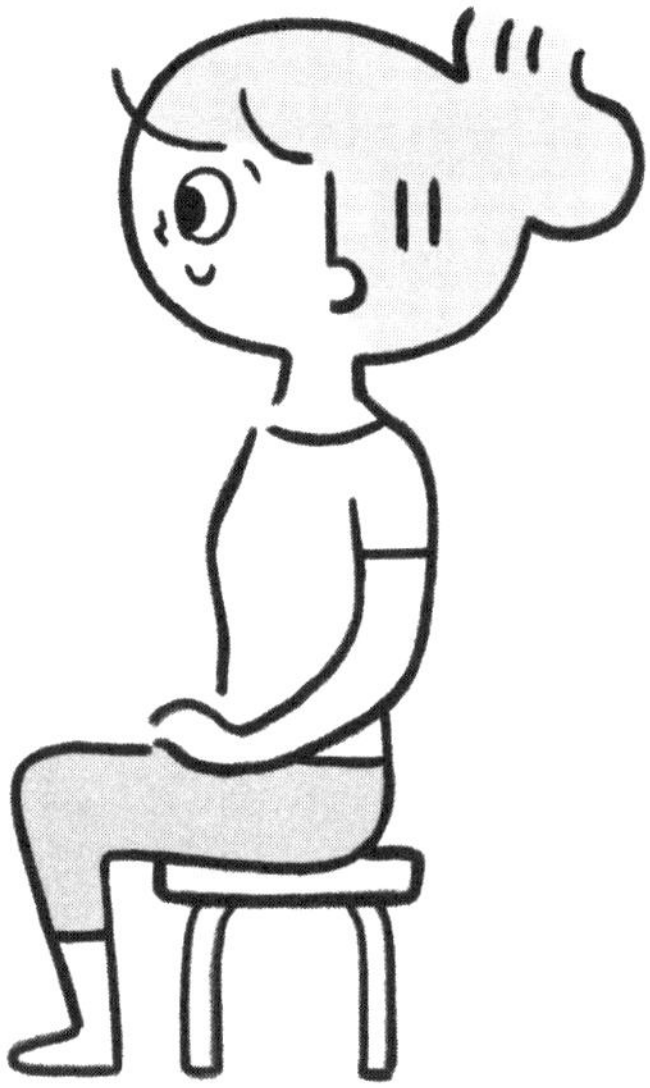

1

背筋を伸ばして
椅子に座ります。

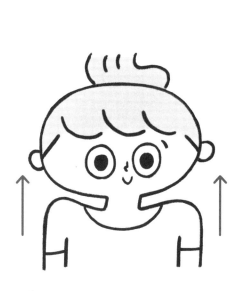

2

両肩を真上へ上げ
できるだけ耳に近づけます。

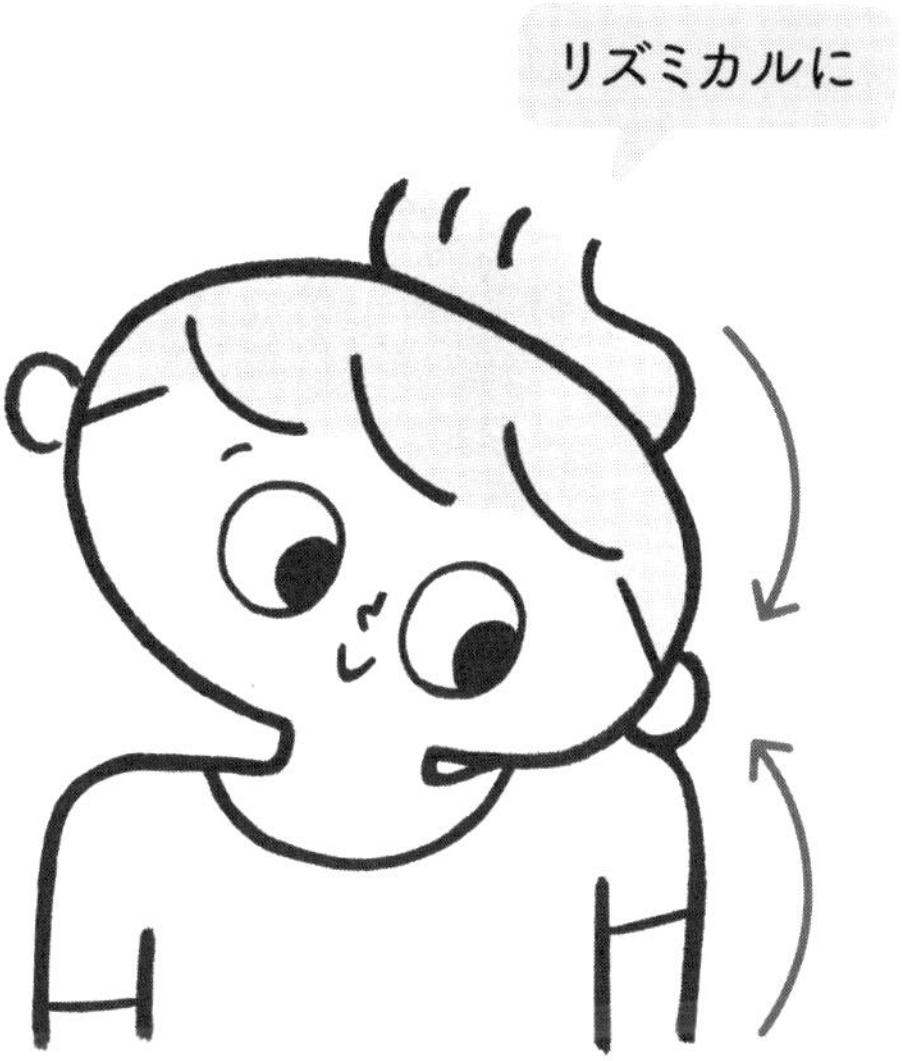

3

頭の中心を天井から引っ張られているように首をまっすぐに立てたあと、首を左側に倒し、同時に左肩を少し上へ上げ耳と左肩を触れるようにします。右肩はできるだけ2の状態をキープ。

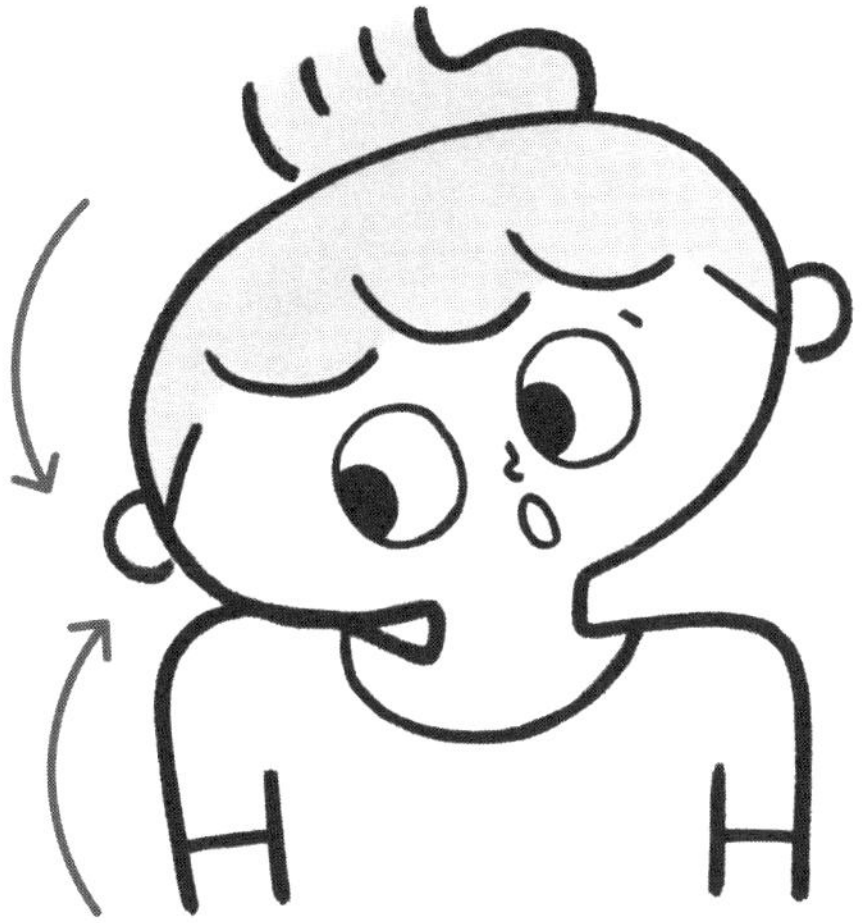

4

左に倒した首を真ん中に戻し、右側に倒します。このときも右肩を同時に引き上げ、右耳と肩が触れるようにします。左肩は2の状態をキープ。3と4をリズミカルに30往復くりかえしましょう。

顔と脳の血流アップ⑤

ペア筋膜マッサージ

人から思い切り押してもらうことで、
肩から背中にかけての筋肉と筋膜の癒着がしっかり取れます。
家族や友だちとぜひ挑戦してみましょう。

1

《マッサージをする人》
左手で相手の肩を支え、①の位置に右ひじを置き、右ひじに少し力を加え、ポイントを押します。このとき、右手を自分のあごにつけて固定すること。

《マッサージを受ける人》
椅子に座り、肩の力を抜いて下を向きます。

マッサージポイント

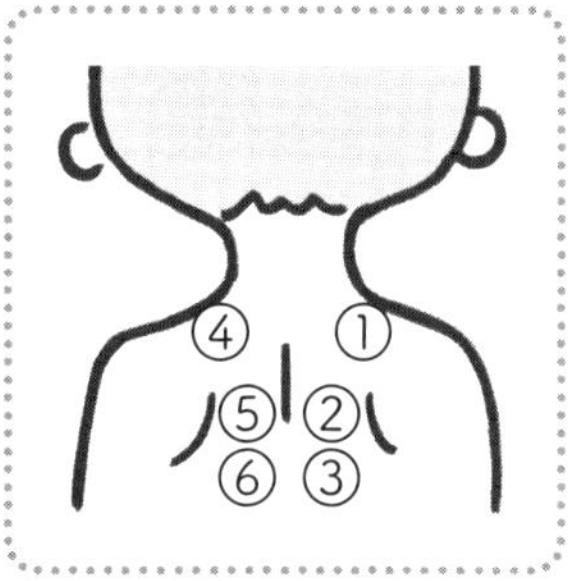

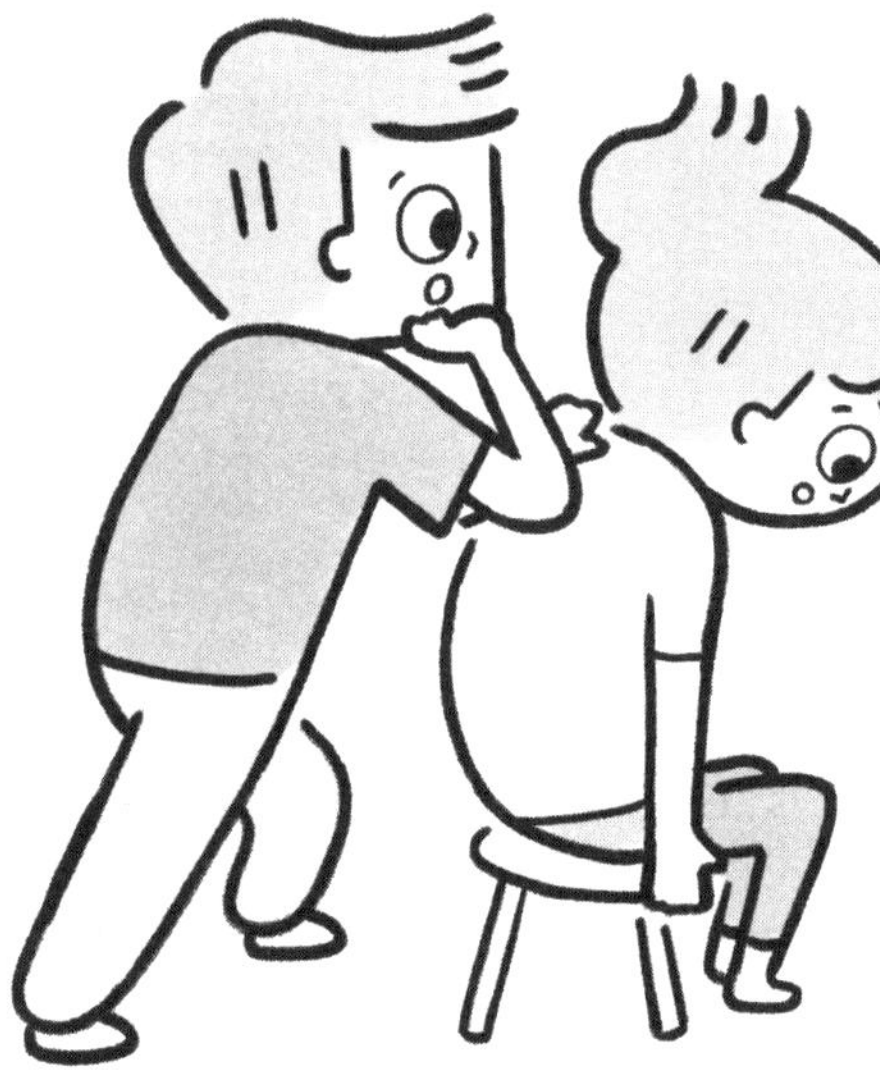

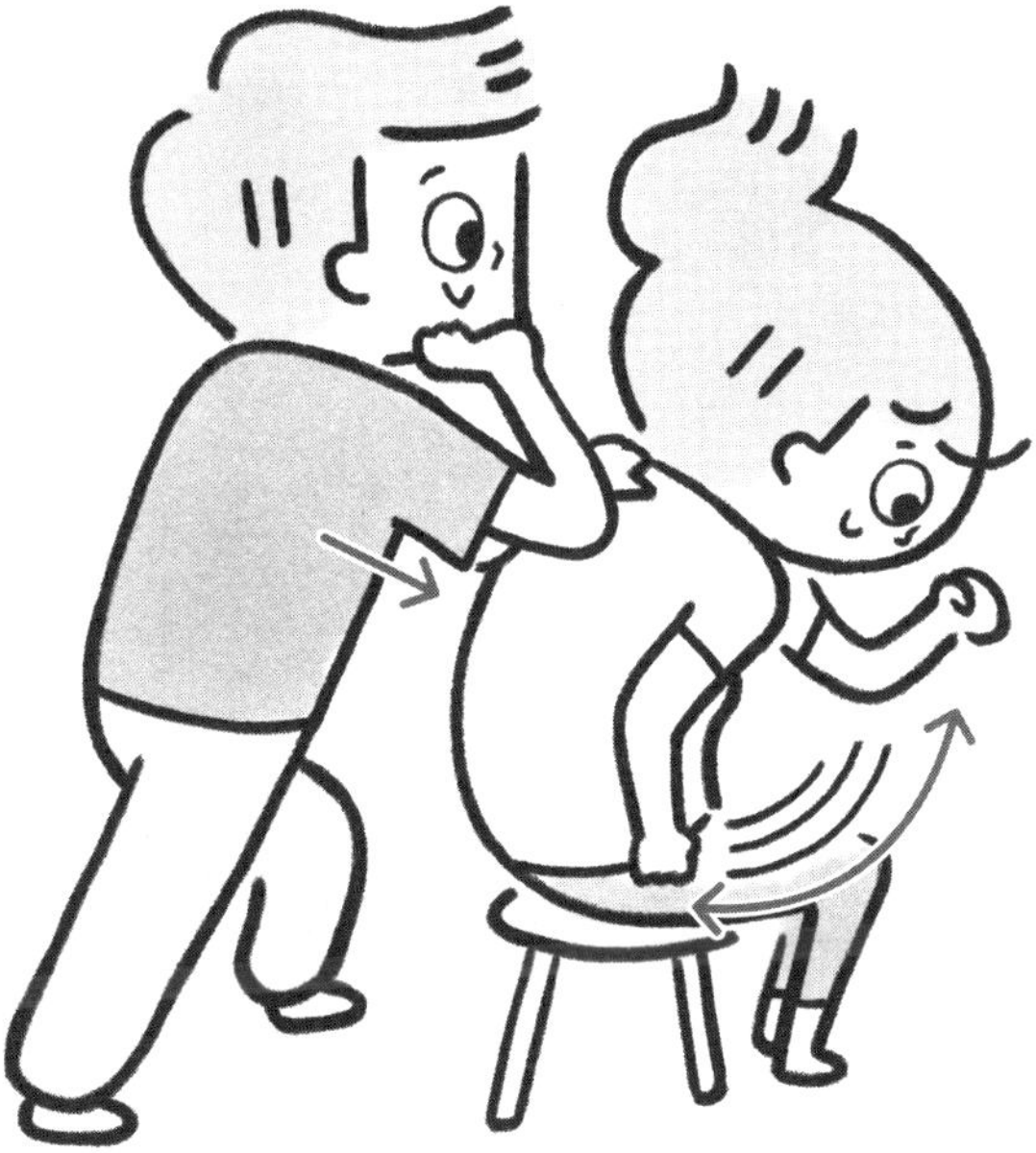

2

マッサージをする人

1の状態で、マッサージポイントを力強く押します。マッサージを受ける人が「痛いけれど気持ちいい」と感じるくらいの強さで押しましょう。

マッサージを受ける人

下を向いたまま、右腕を前後に10回ほど振ります。
→①のマッサージポイントが終わったら、②③のマッサージポイントもそれぞれ同様に行います。

3

反対側のマッサージポイント④⑤⑥も腕を変えて同様に行いましょう。慣れてきたら、マッサージする人はマッサージポイントに置いたひじにより力を入れ、ひじの先で円を描くように回しながら、押しましょう。

チェック＆ウォーミングアップ

まずは自分の眼球がどこまで動いているのか、
スマホのカメラやビデオカメラで撮ってチェックしてみましょう。
あなたの目は、思うように動かせていますか？

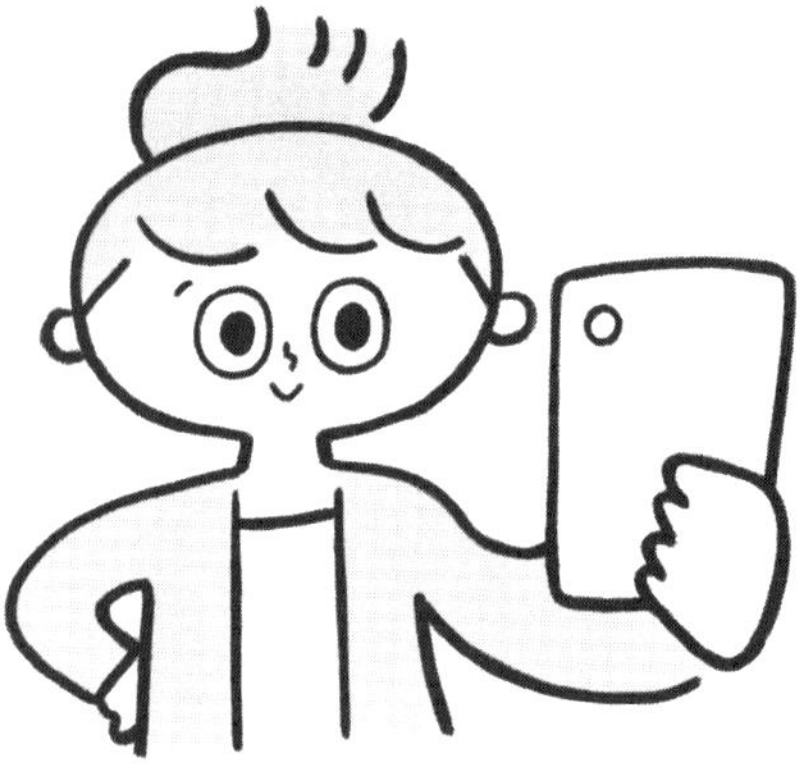

スマホやビデオカメラを用意し、
自分の顔を動画撮影しながら、
check1・2の動きを行いましょう。
誰かに撮ってもらうのもOK。
黒目の動きがよくわかるよう
できるだけ正面から撮りましょう。

check 1 眼球をゆっくりと右回しに回してみましょう

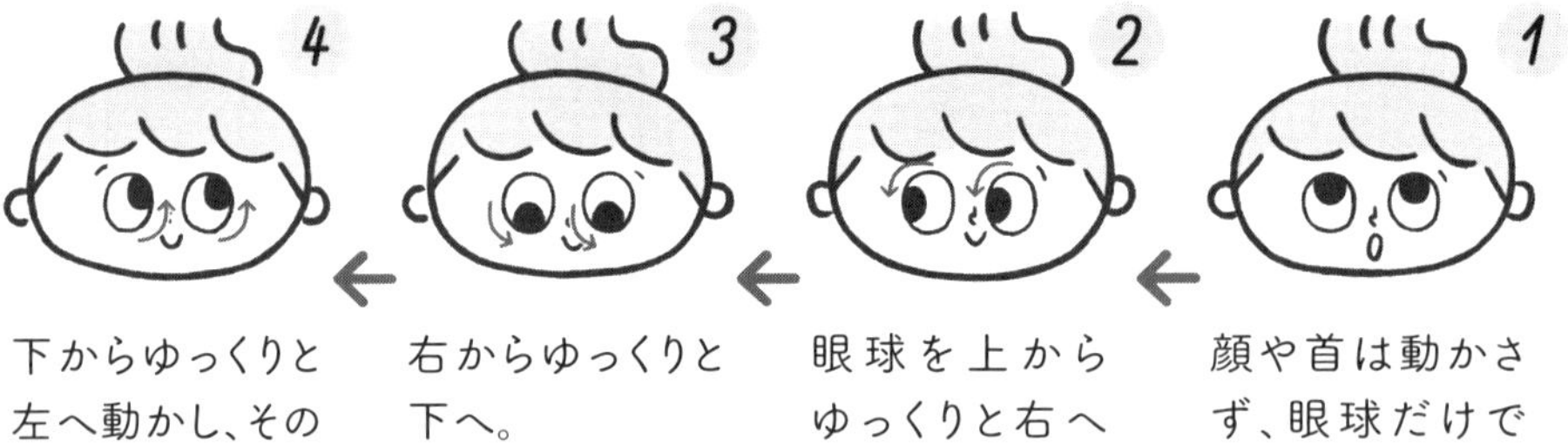

1 顔や首は動かさず、眼球だけで上を見ます。

2 眼球を上からゆっくりと右へ動かします。

3 右からゆっくりと下へ。

4 下からゆっくりと左へ動かし、そのまま上を見ます。

check 2　眼球をゆっくりと左回しに回してみましょう

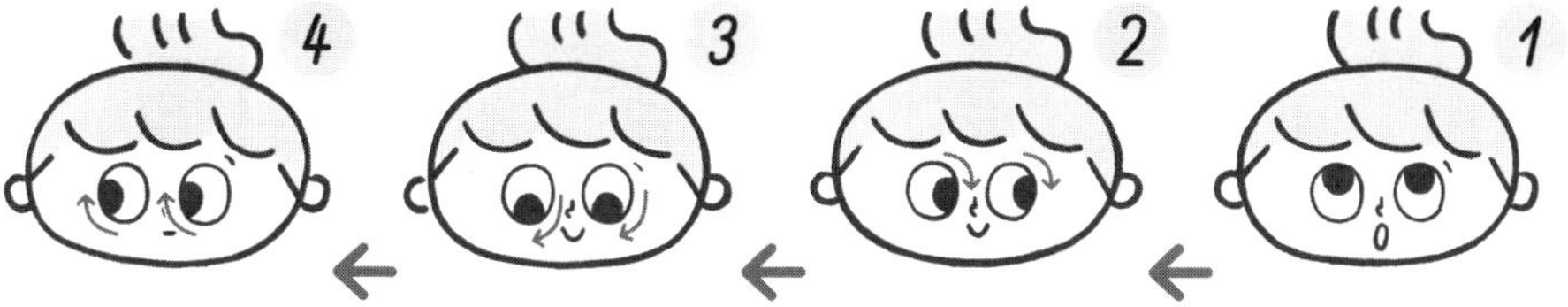

1 顔や首は動かさず、眼球だけで上を見ます。

2 眼球を上からゆっくりと左へ動かします。

3 左からゆっくりと下へ。

4 下からゆっくりと右へ動かし、そのまま上を見ます。

動画では、ここをチェック！

□ **眼球をしっかり右回し・左回しできていたか？**

→ ゆっくり眼球を回したときに、しっかり1周動かせない人は、眼筋の筋膜癒着が起き、眼筋も衰えています。

□ **顔は動かなかったか？**

→ 目の動きに合わせて、顔や首が動くのはNG！ また、上を見るとき、おでこにシワがよっていませんか？　あくまでも眼球だけを動かしているか、チェックしましょう。

□ **眼球がゆっくり動かせないところはなかったか？**

動かせないところがある人は、ウォーミングアップ①（48ページ）へ

（OK例）

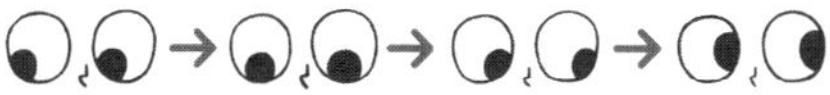

眼球が目のふちを沿うように、ゆっくりと動かせる。

（NG例）

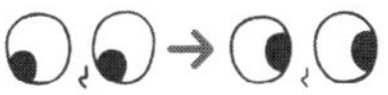

目のふちをなぞるように眼球が動かせず、眼球がパッと横へ移動してしまう。

□ **眼球はしっかり見えていたか？**

→ 下を向いたときに眼球が見えなくなる人のほとんどは、まぶたが下がってきて見えにくくなる「眼瞼《がんけん》下垂《かすい》」です。

ウォーミングアップ②（49ページ）へ

アイダンスでトレーニングしたら、もう1度、check1と2をしてみましょう。眼球の動きが驚くほど変わっているはず！

ウォーミングアップ 1

やり方

46.47ページのチェックで、ゆっくり眼球を動かせなかったところを意識し、その箇所でしっかりと眼球を動かします。

（例）
右回りに目を回したときに
右斜め下へ向かってゆっくり眼球が動かせない。

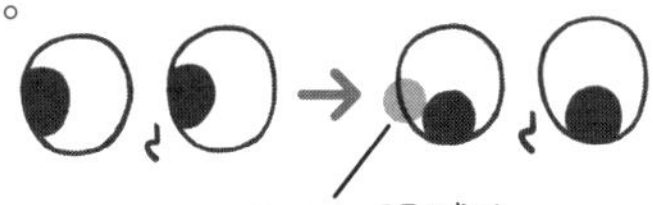

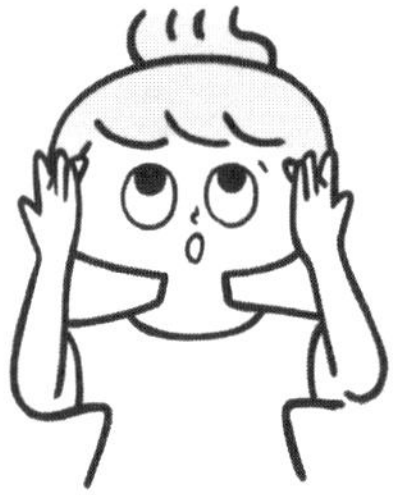

1
両手の中指でこめかみにあるポイントをそれぞれ押し、眼球だけで上を見ます。

まずポイントを探す

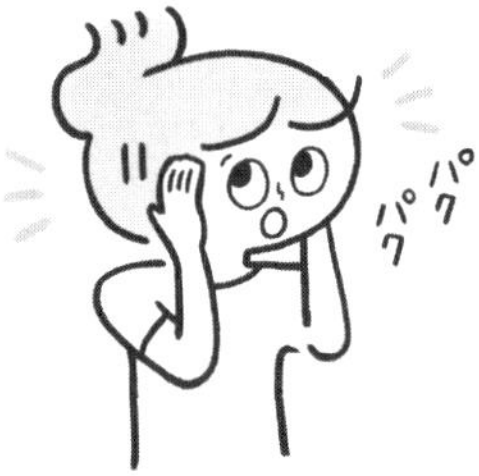

こめかみを中指で押しながら口をパクパクします。一番痛みを感じる箇所がポイントです。

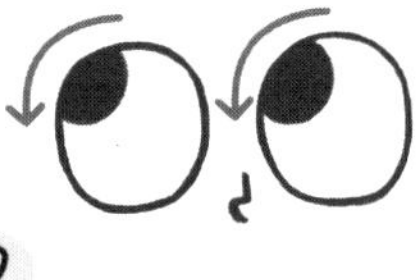

2
眼球をゆっくりと上から右横まで動かします。

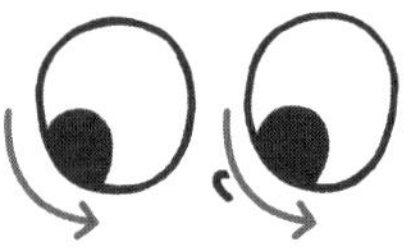

3
右横からゆっくりと右斜め下を通り、下まで動かします。

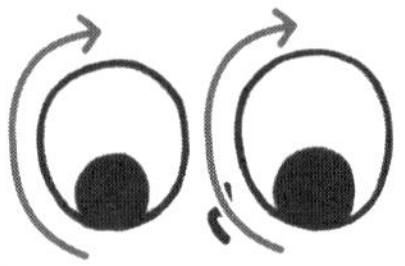

4
下から同じ道を辿って**1**の位置までゆっくり眼球を動かして終了。10回くりかえしましょう。

ウォーミングアップ 2

やり方

46.47ページのチェックで、下を向くとほとんど眼球が見えない場合は、まぶたが上がりにくくなる「眼瞼下垂」が起きている可能性が。
眼球で半円を描く動きで、改善しましょう。

1

両手の中指でこめかみのポイント(ポイントの探し方は48ページ参照)を押しながら、眼球だけで右横を見ます。

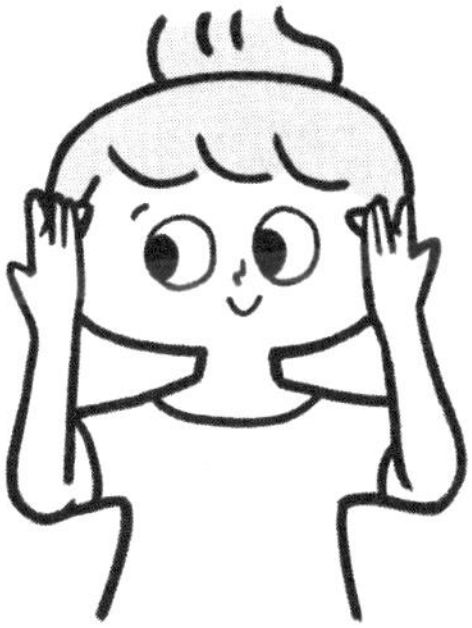

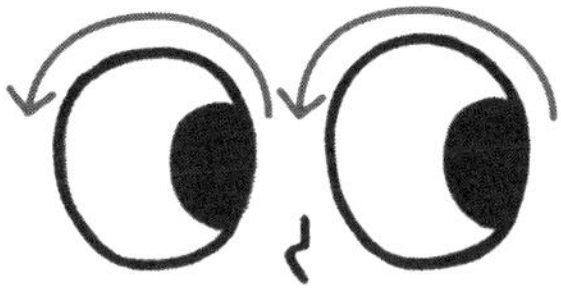

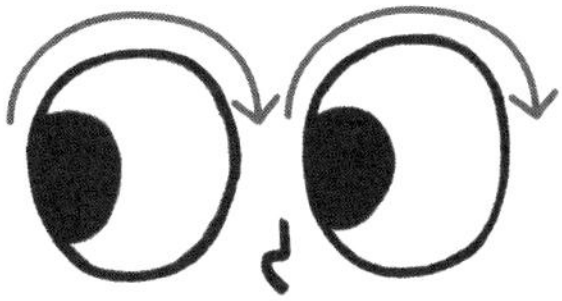

2

眼球を右横からゆっくりと上へ、上からゆっくりと左横へ動かします。目のふちを沿うようにして、眼球で半円を描くように。

3

左横まできたら、同じ道を辿って、眼球を右横へゆっくりと動かします。

4

2 3を10回くりかえしましょう。

初級 アイダンス 1

♪おすすめの歌♪
うさぎとかめ

まずは、眼球を上下・左右・斜めに、動かすアイダンスから始めましょう。
親指を目印にすることで、眼球がスムーズに動かせます。

1 親指を目印に、歌に合わせて目を動かそう

手の位置をセットしたら、歌に合わせて眼球だけを動かします。眼球を動かすときは、親指の爪を見るよう意識して。つづく2 3 4も同様に、手をセットし、歌に合わせて眼球を動かしていきます。

まずは、手をセット
右親指を頭上に、左親指をその対角線上へセット。指をそれぞれ顔からしっかり離すのがポイント。

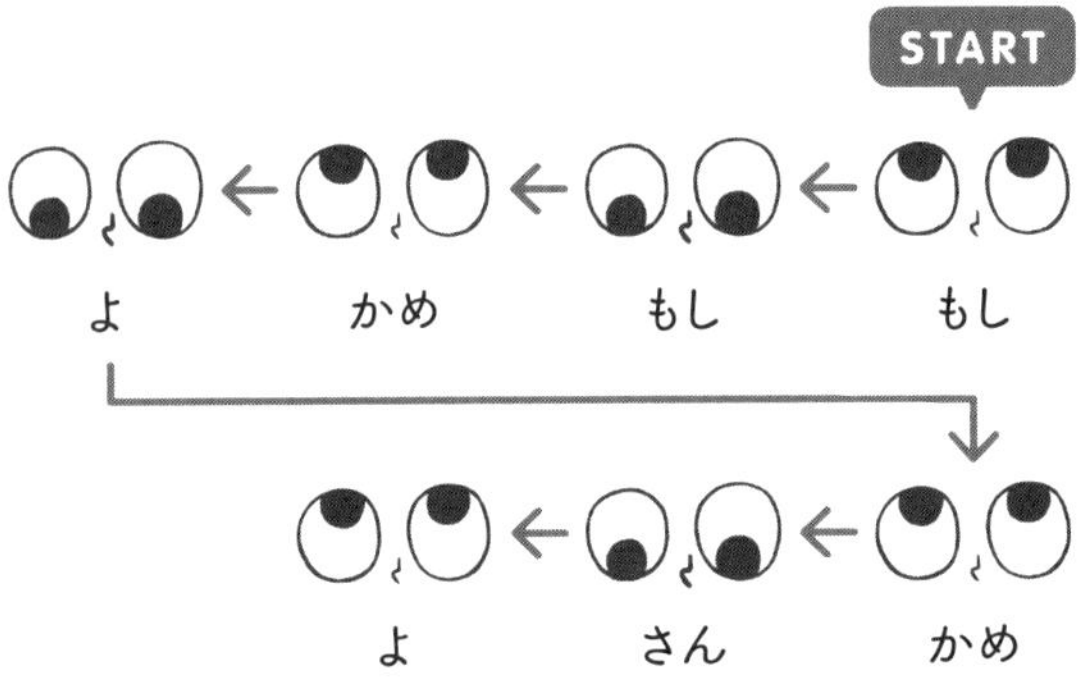

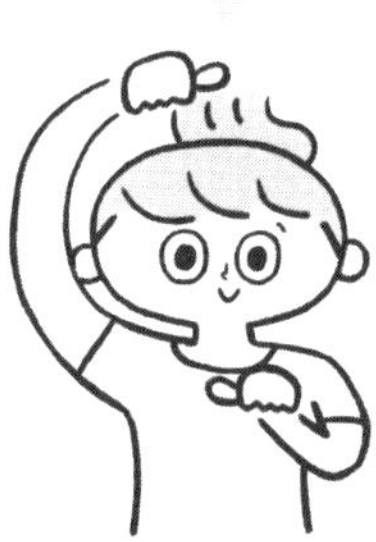

2

手の位置を変えよう
右親指を顔の右横に、左親指は顔の左横へ。

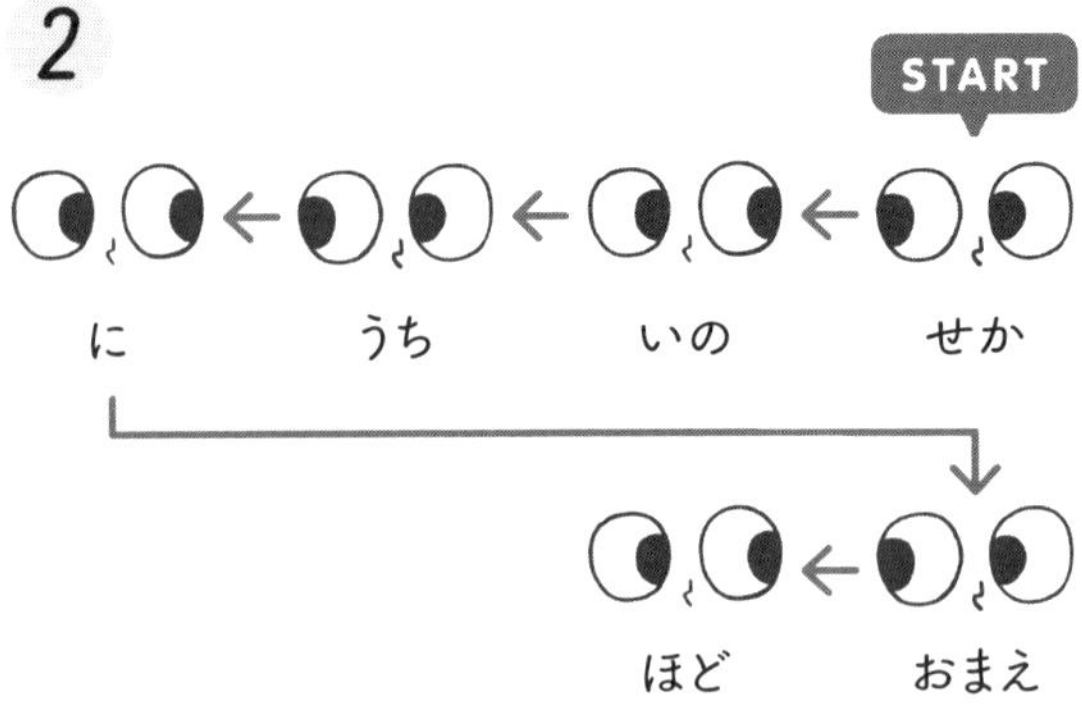

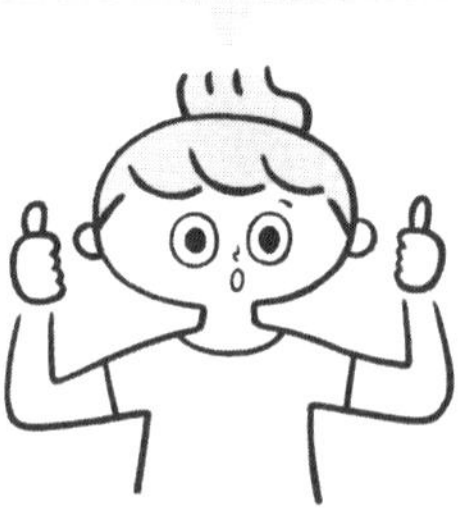

3

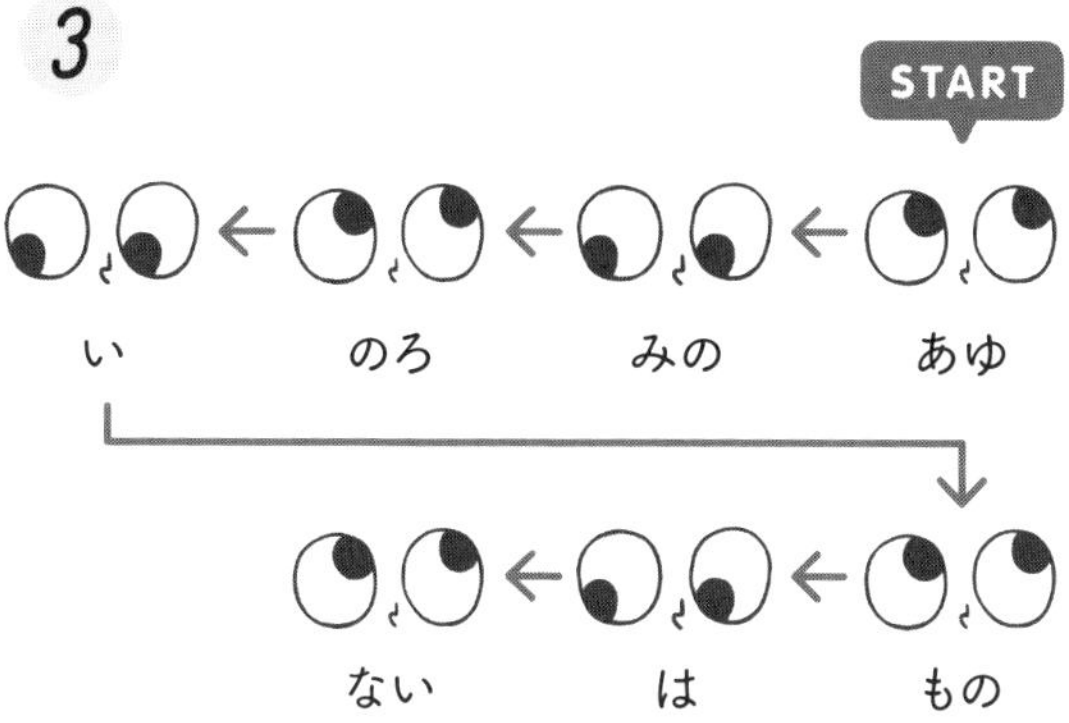
START
い
のろ
みの
あゆ
ない
は
もの

手の位置を変えよう
右親指を顔に対して右斜め下に、左親指を対角線上へ。

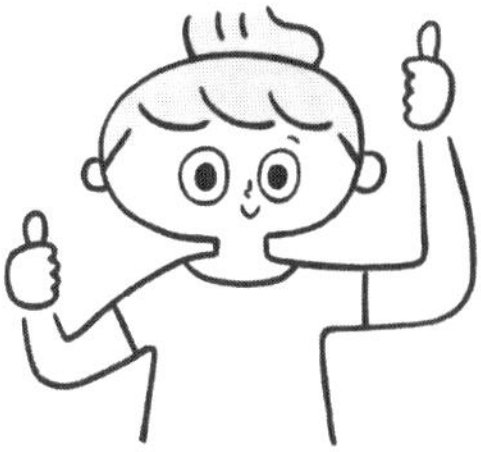

4

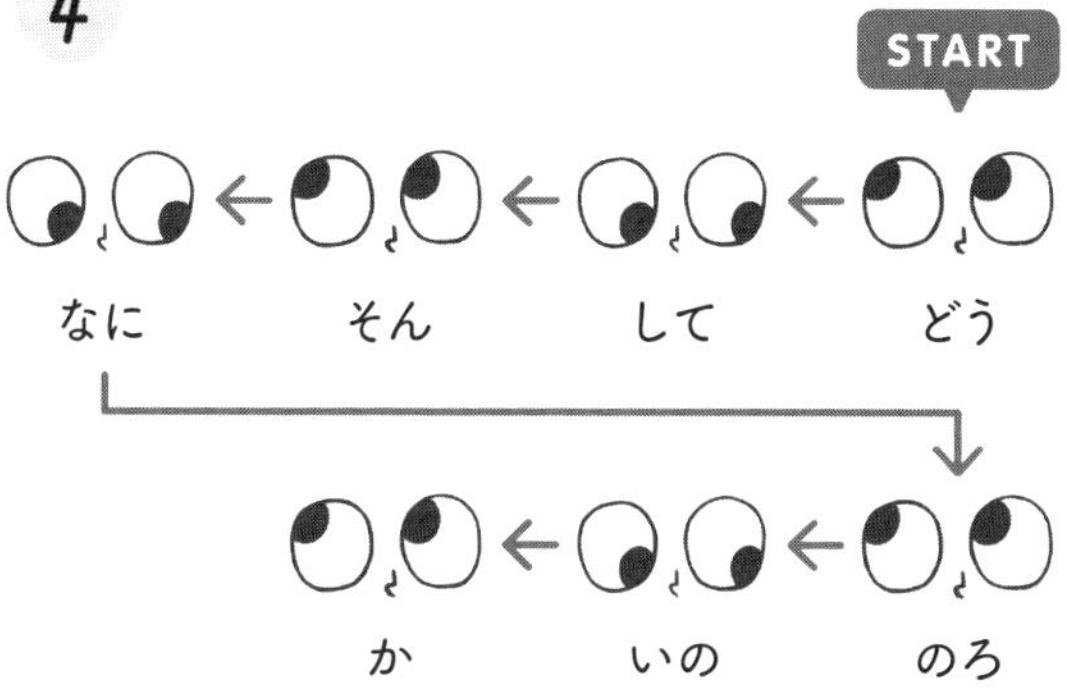
START
なに
そん
して
どう
か
いの
のろ

手の位置を変えよう
右親指は顔に対して右斜め上に、左親指は対角線上へ。

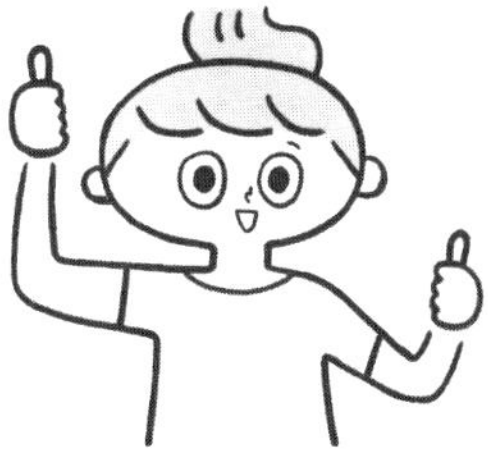

- 1～4を、3～5回ほどくりかえしましょう。
- 慣れてきたら、手を下ろして挑戦しましょう。
- 「うさぎとかめ」に慣れたら、好きな曲、好きなスピードでアイダンスを楽しみましょう！

初級　アイダンス 2

♪おすすめの歌♪
あめふり

眼筋の筋膜にアプローチしながら、
歌に合わせて、目をゆっくりと回していきましょう。

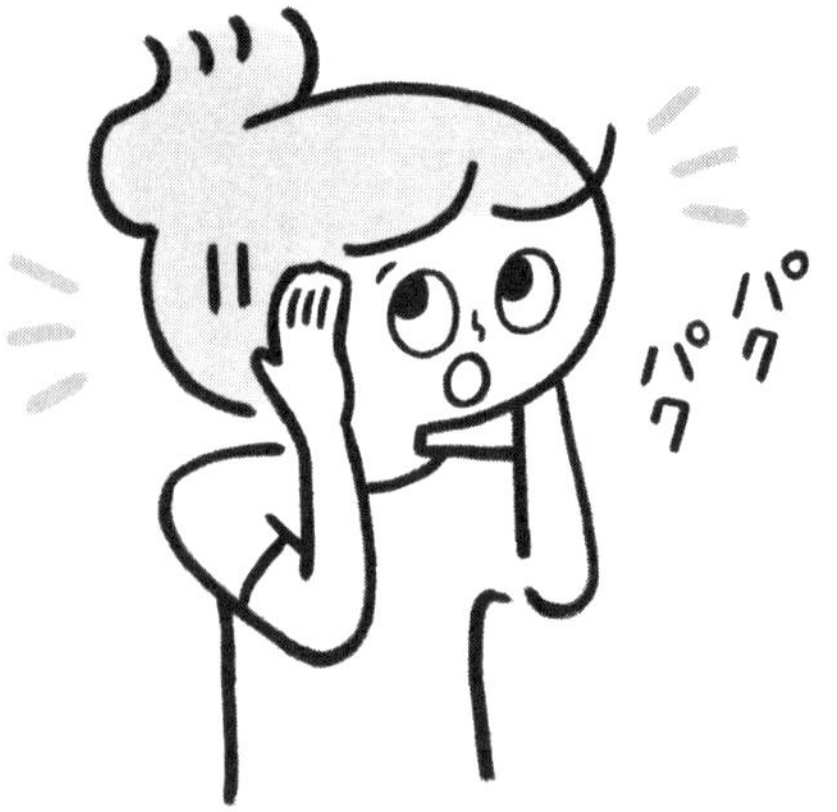

＼まずポイントを探そう！／

両手の中指をこめかみにあて、口をパクパクさせたときに強く痛みを感じる箇所がポイントです。

1　ポイントを中指で押す

両手の中指でこめかみのポイントを
それぞれ痛くない程度にプッシュします。

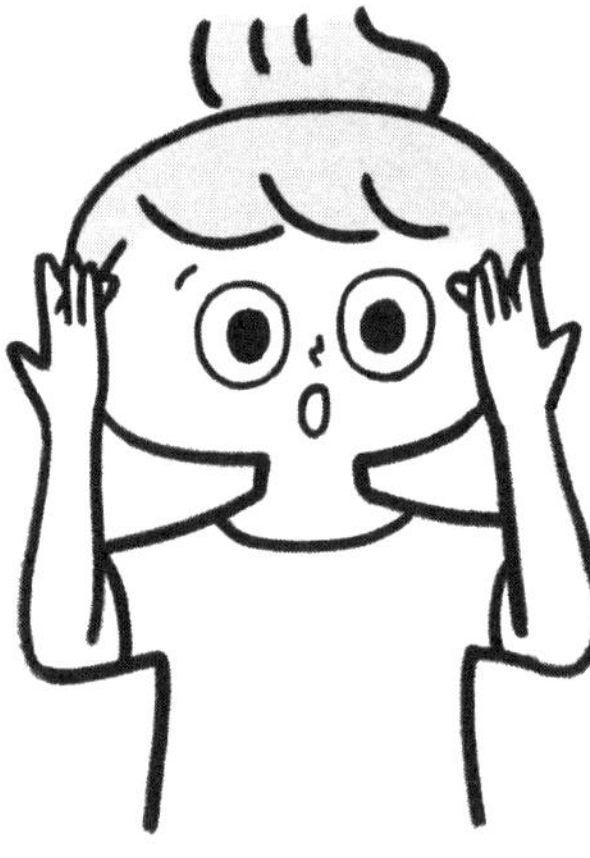

2 歌に合わせて目を動かそう

こめかみのポイントを押さえながら、
イラストのように両目をゆっくりと歌に合わせて動かしましょう。
右回りと左回り、それぞれ1周回します。
このとき、顔を気持ち上向きにするとより効果がアップします。

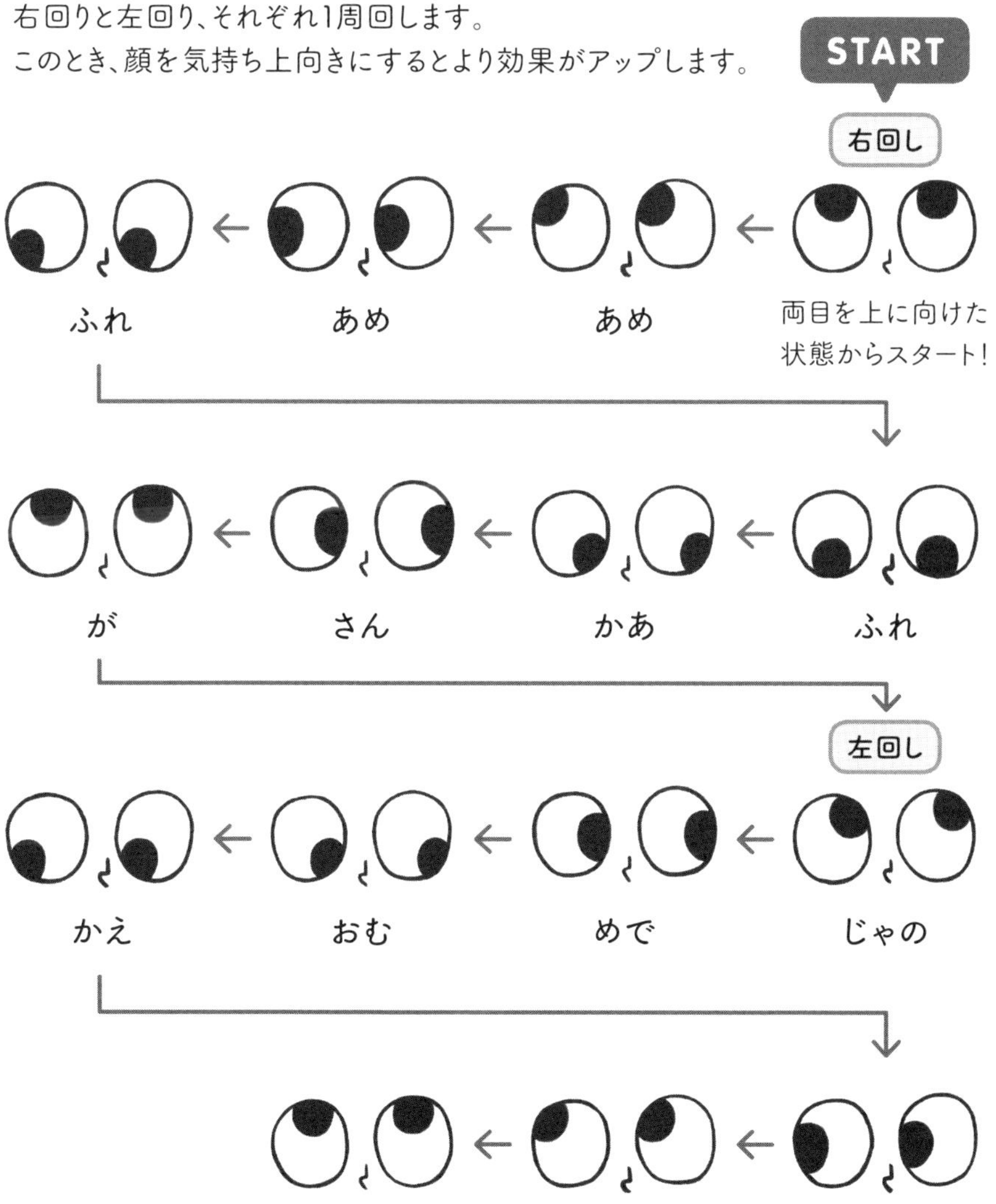
START
右回し
両目を上に向けた
状態からスタート!
あめ
あめ
ふれ
ふれ
かあ
さん
が
左回し
じゃの
めで
おむ
かえ
うれ
しい
な

次のページへ続く

3 左のポイントを押さえながら左目だけ動かそう

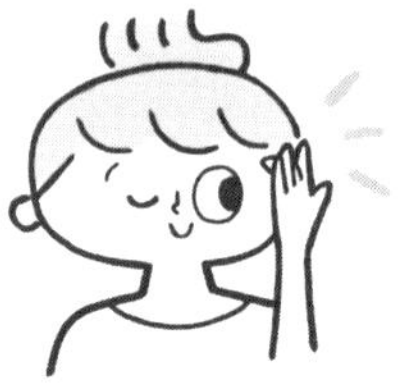

右目をつむって、
左の中指で左こめかみのポイントを押さえます。
左目だけでゆっくり上から右回り・左回りに回しましょう。

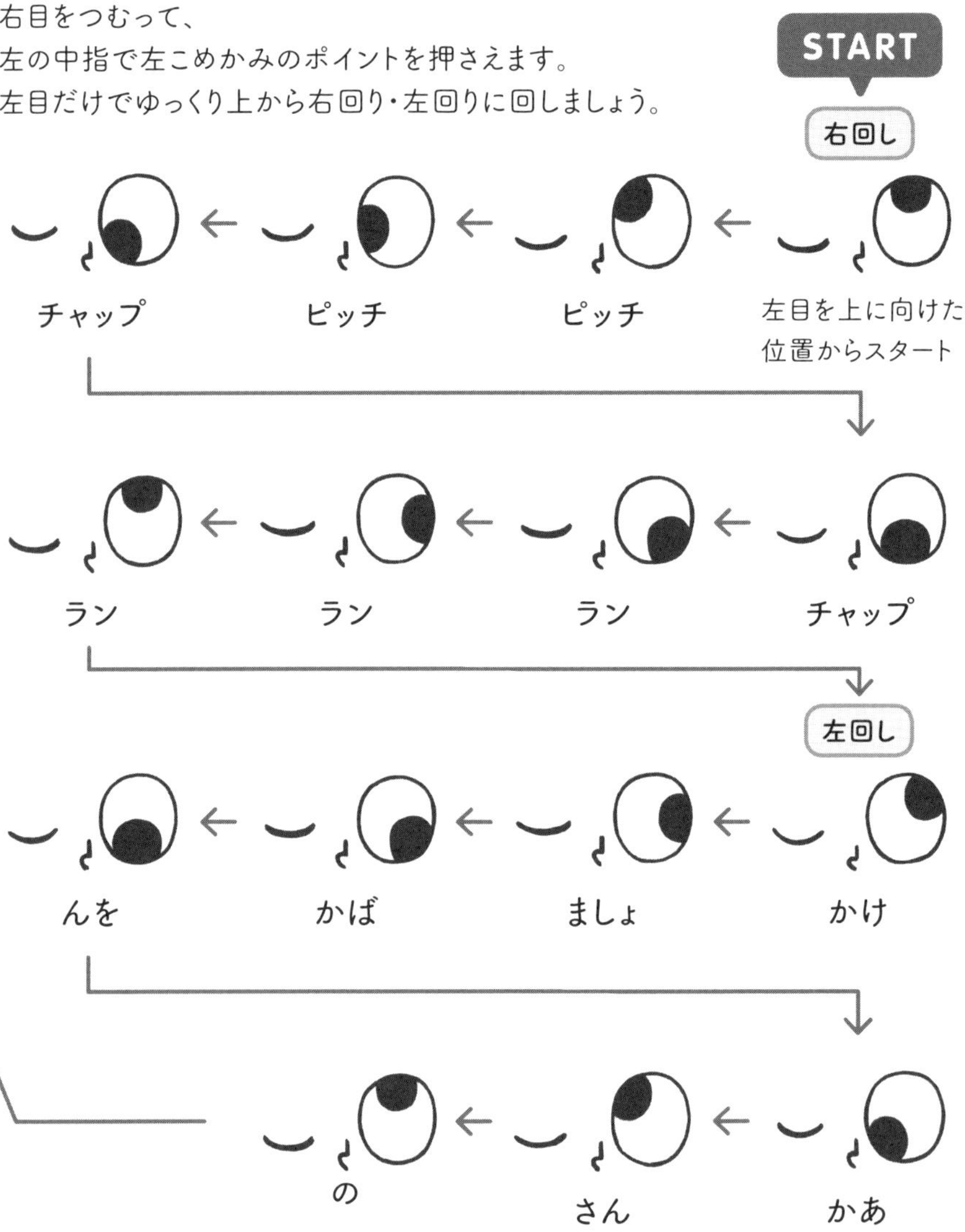

START
右回し
左目を上に向けた位置からスタート
ピッチ
ピッチ
チャップ
チャップ
ラン
ラン
ラン
左回し
かけ
ましょ
かば
んを
かあ
さん
の

4 右のポイントを押さえながら右目だけ動かそう

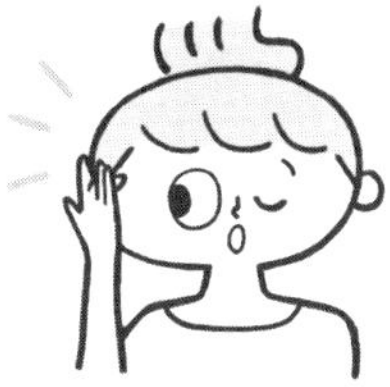

右目を同じように動かします。
左目をつむり、右中指で右のこめかみを押し、
右目だけでゆっくりと上から右回り・左回りに回しましょう。

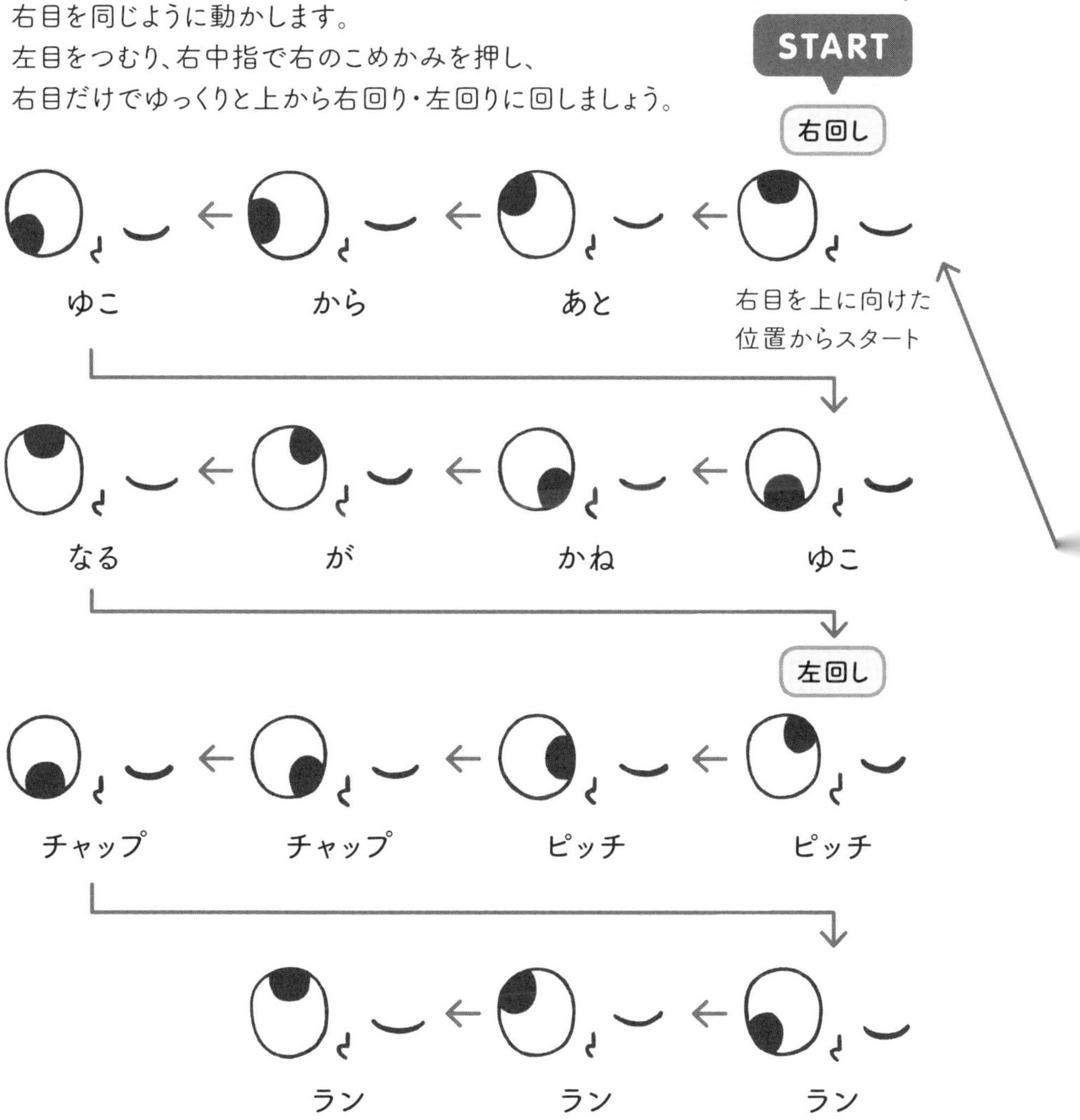
START
右回し
ゆこ
から
あと
右目を上に向けた位置からスタート
なる
が
かね
ゆこ
左回し
チャップ
チャップ
ピッチ
ピッチ
ラン
ラン
ラン

- 1～4を、3～5回ほどくりかえしましょう。
- 「あめふり」に慣れたら、好きな曲、好きなスピードでアイダンスを楽しみましょう！

中級　アイダンス 1

♪おすすめの歌♪
うさぎとかめ

ここからは中級編！
リズムに合わせて、目を上下左右、1周回しと楽しく動かしていきましょう。

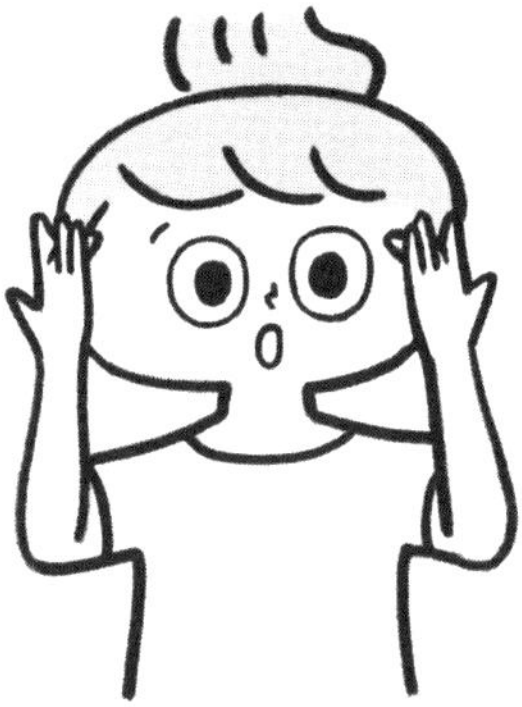

1　ポイントを中指で押す

両手の中指でこめかみのポイントを
それぞれ痛くない程度にプッシュします。
（ポイントの探し方は52ページ参照）

2　歌に合わせて目を動かそう

こめかみのポイントを押さえながら、
イラストのように両目を歌に合わせて動かしていきましょう。
顔を気持ち上向きにして行うと効果がアップ。

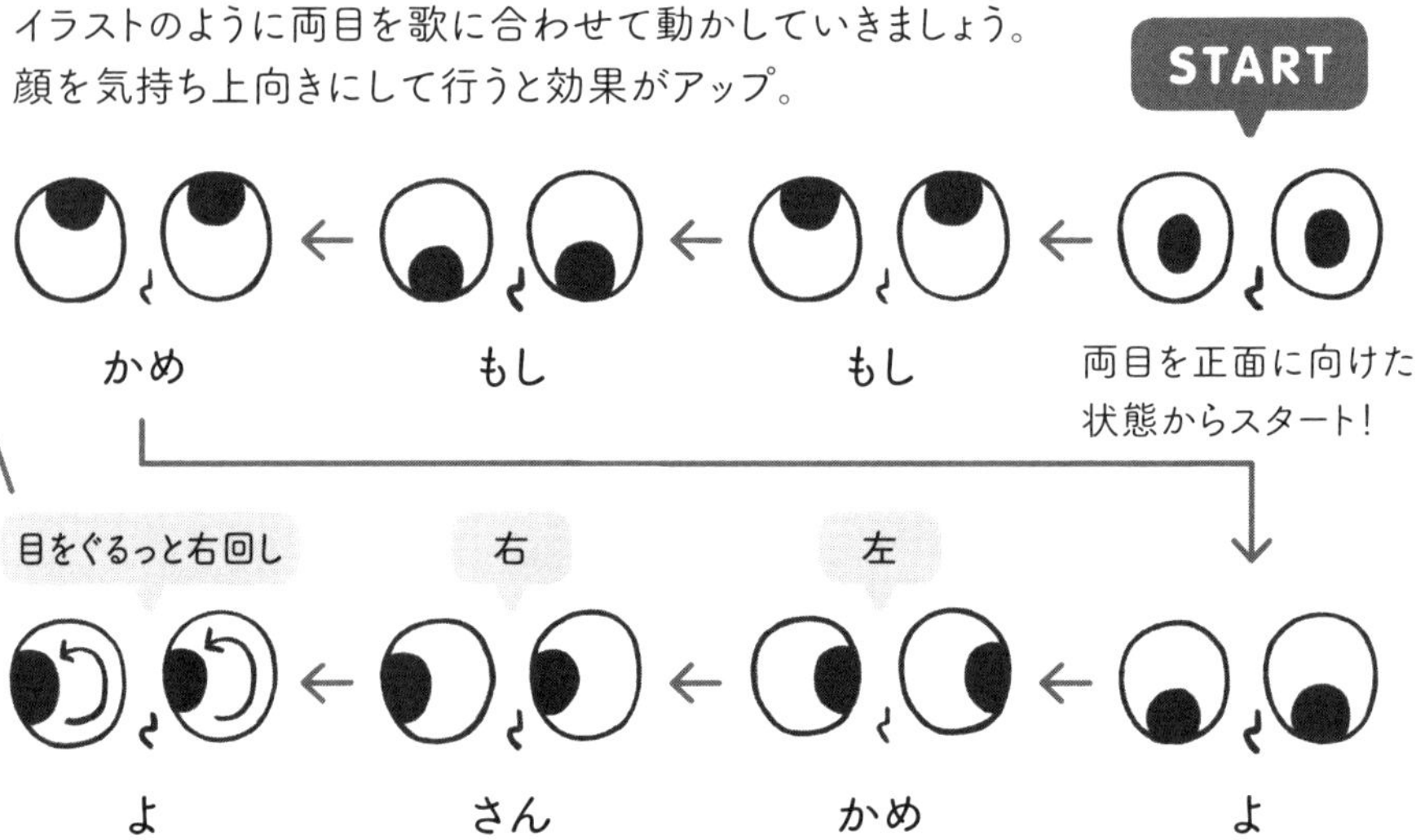
START
両目を正面に向けた
状態からスタート！
もし
もし
かめ
よ
左
かめ
右
さん
目をぐるっと右回し
よ

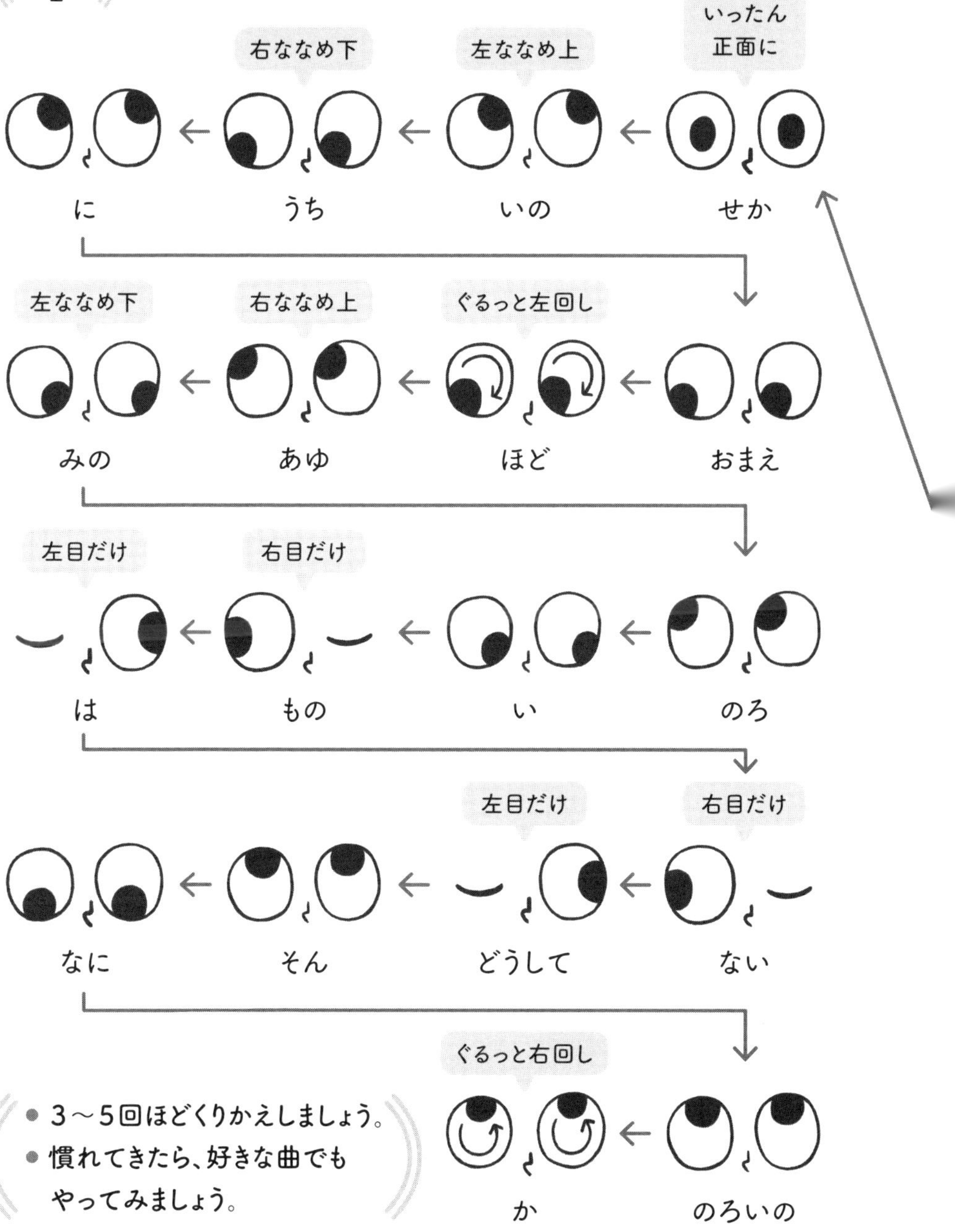

- 3～5回ほどくりかえしましょう。
- 慣れてきたら、好きな曲でも
やってみましょう。

中級　アイダンス 2

♪おすすめの歌♪
うさぎとかめ

ゲンコツで三叉神経に刺激を与えながら、トレーニングしましょう。
とくに、眼精疲労や老眼が気になる人におすすめです。

1　ポイントをゲンコツで押す

こめかみのポイントを見つけ、ゲンコツ（指の第1関節と第2関節の間）で押さえます。

（ポイントの探し方は52ページ参照）

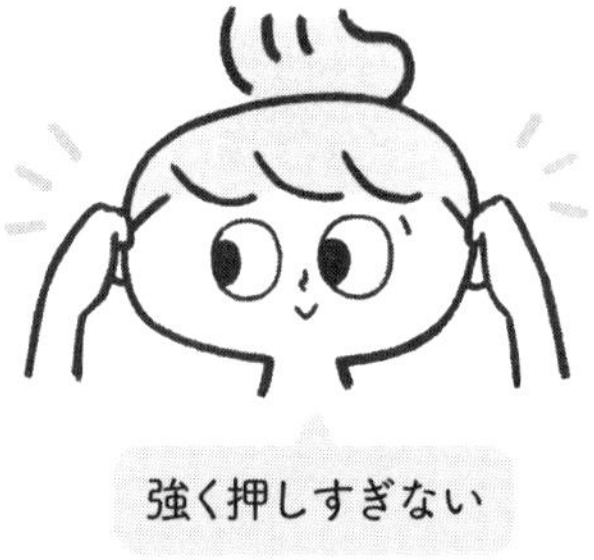

2　歌に合わせて目と口を動かそう

ゲンコツをポイントにセットしたら、
イラストのように、歌に合わせて、目と口を動かしましょう。

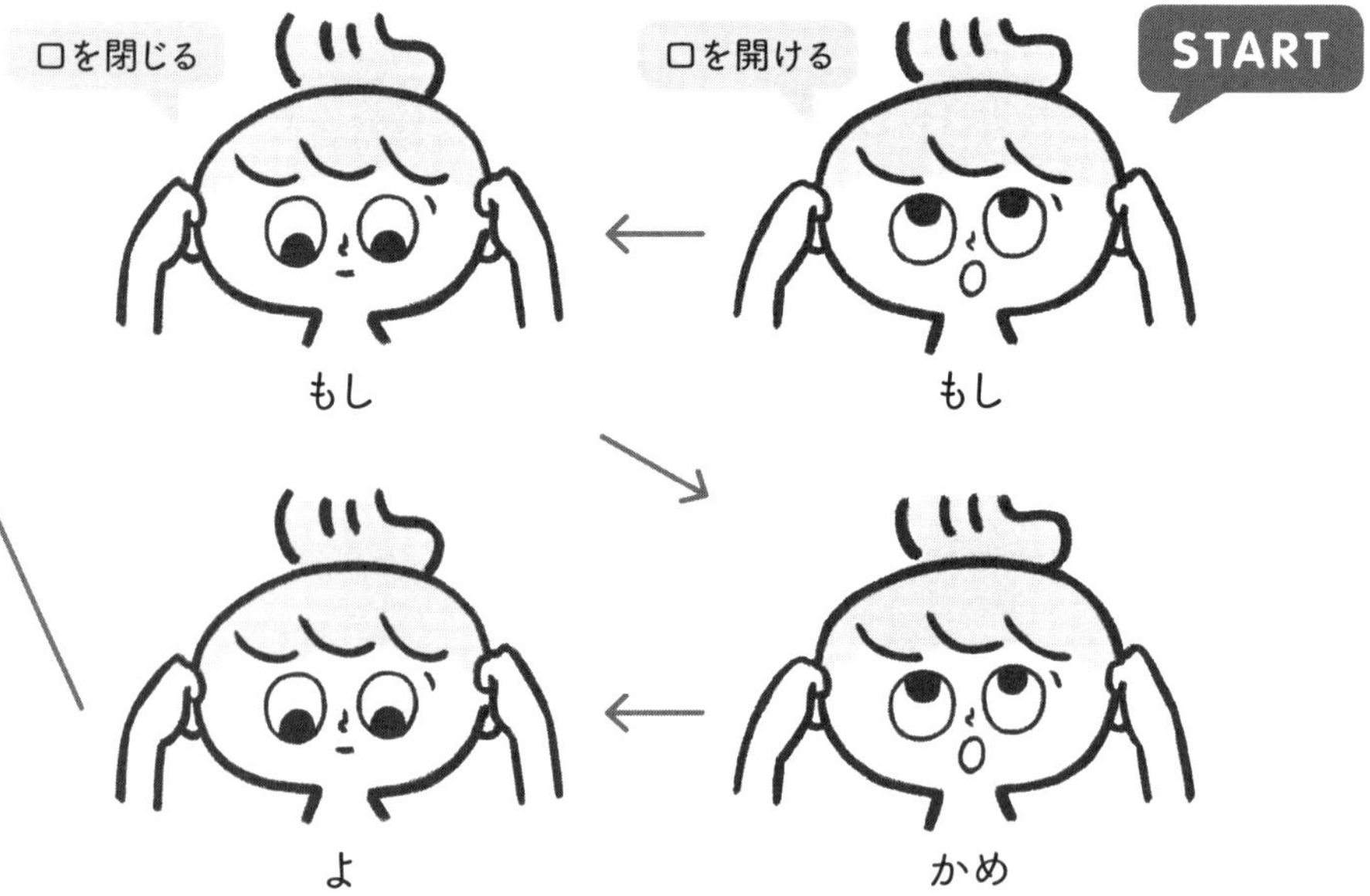

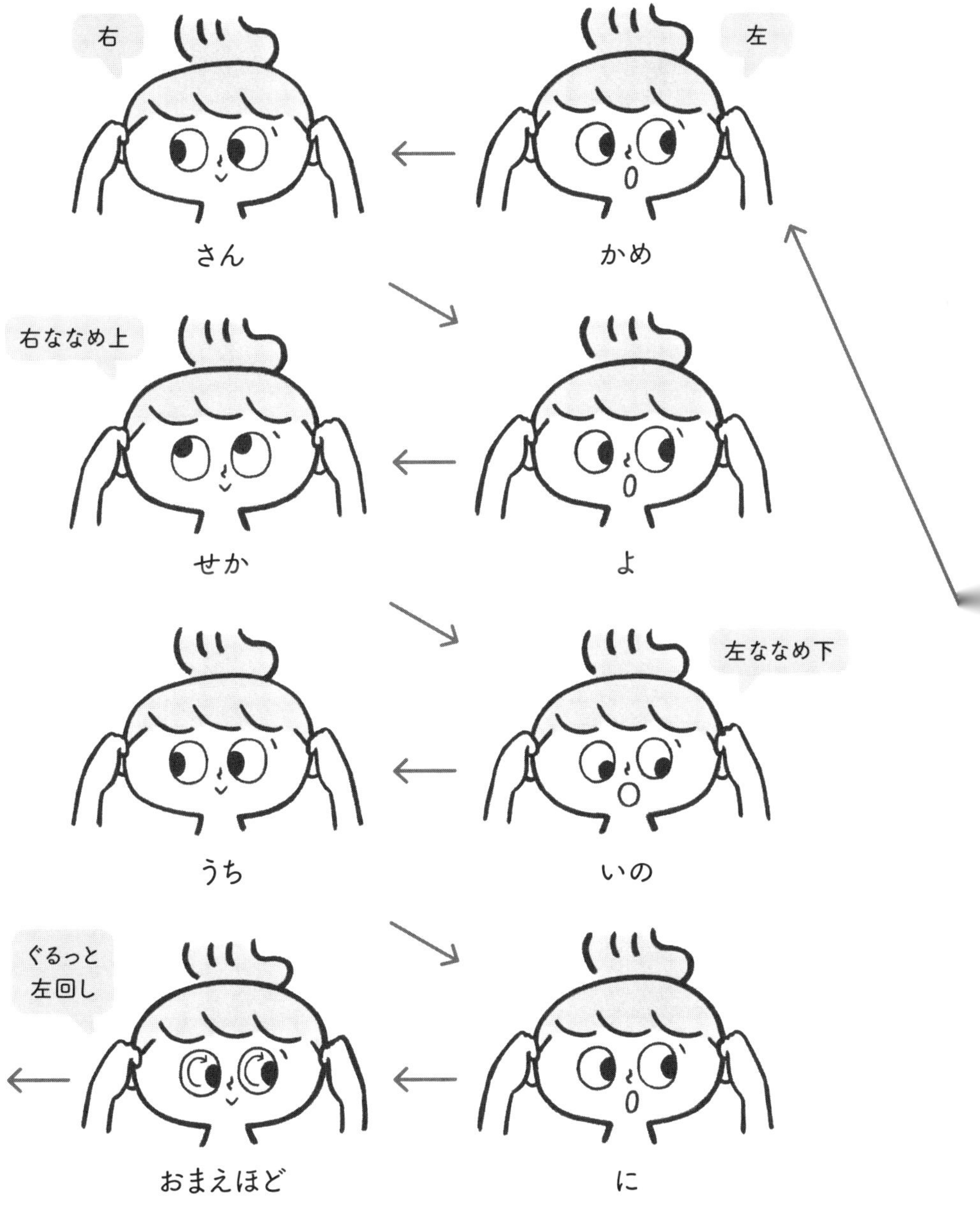

次のページへ続く

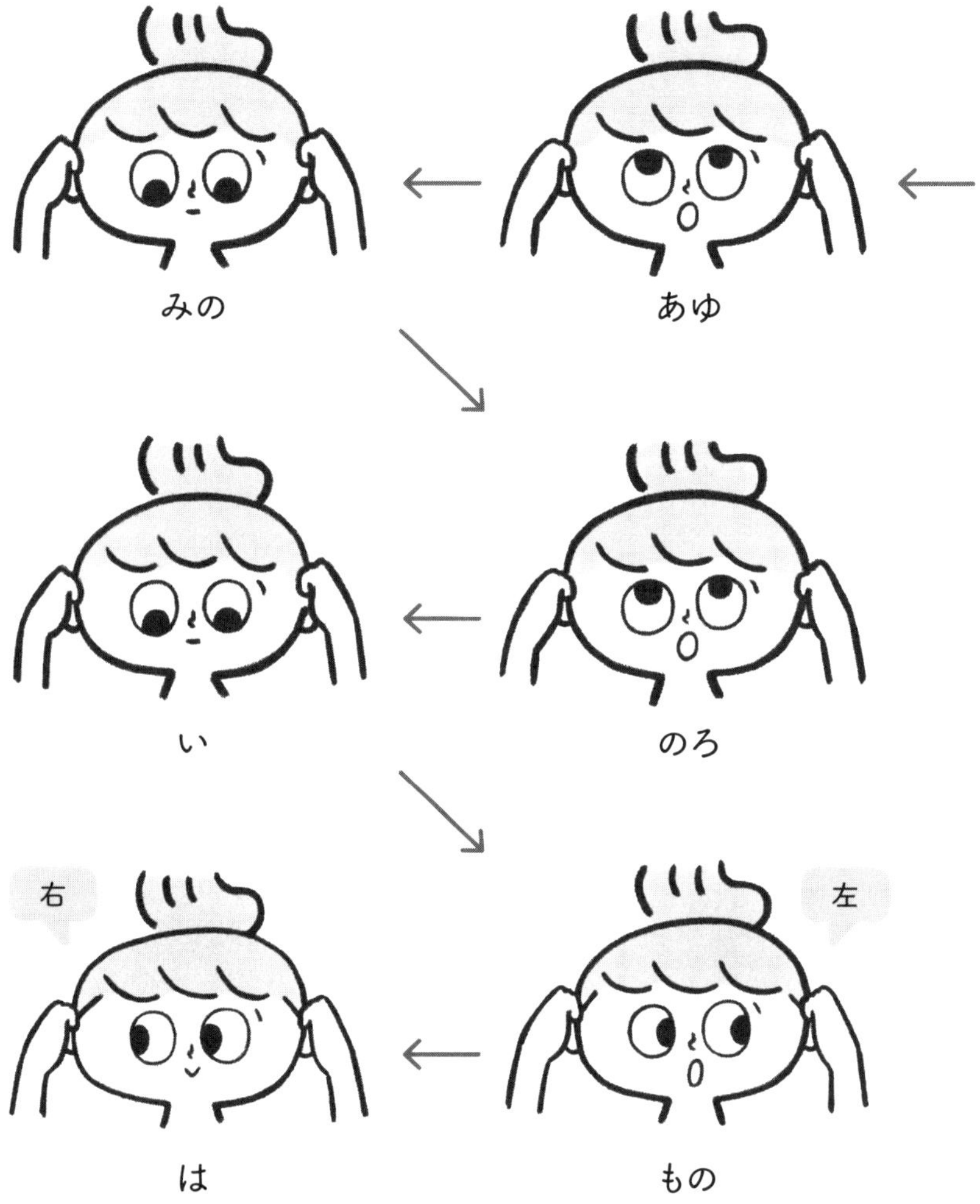
あゆ
みの
のろ
い
左
もの
右
は

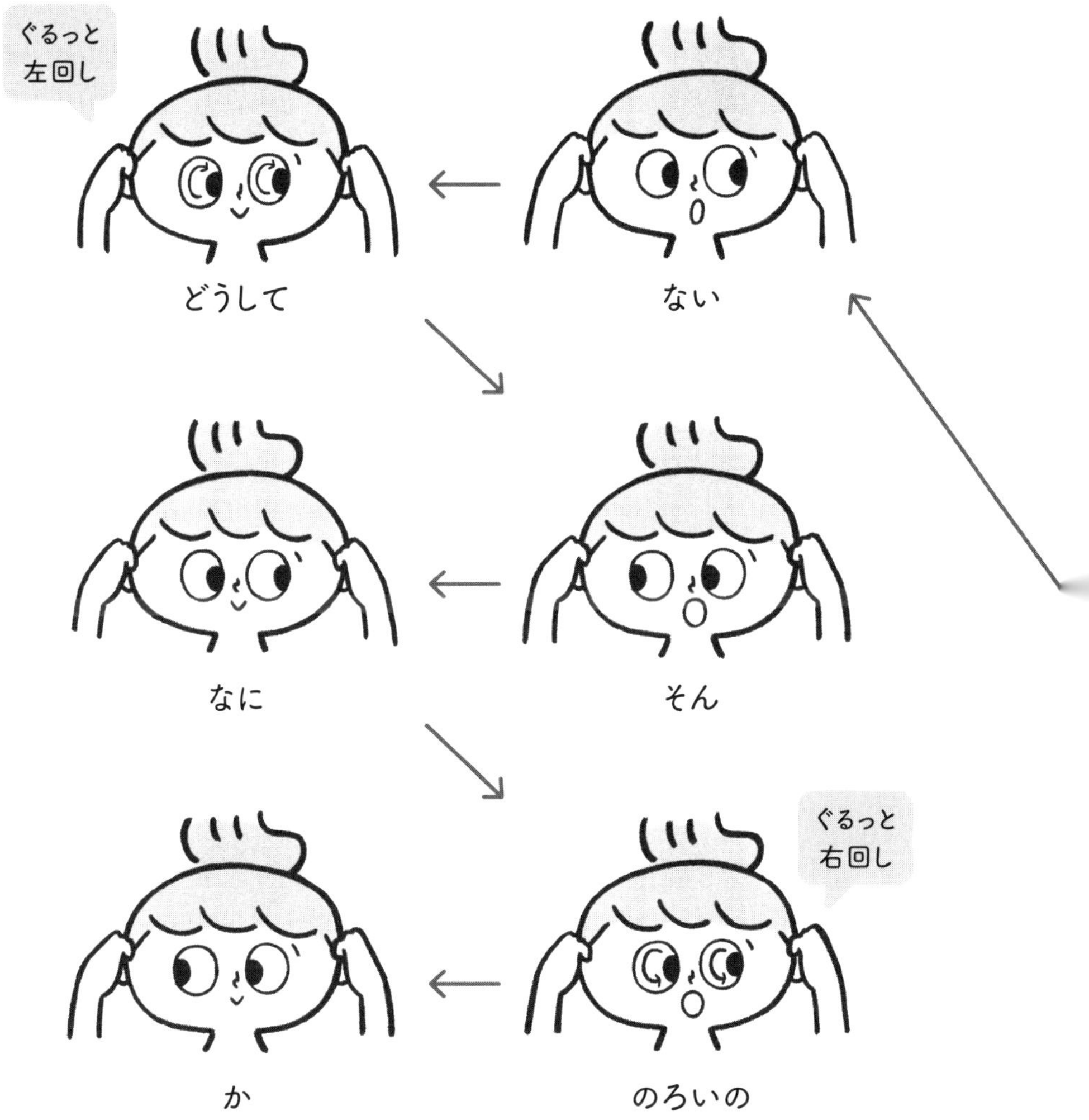

- 3〜5回ほどくりかえしましょう。
- 慣れてきたら、好きな曲でもやってみましょう。

上級 アイダンス

♪おすすめの歌♪
うさぎとかめ

上級編は、私が毎朝行っているアイダンスです。
はじめは難しいかもしれませんが、何度もトライするとできるようになります。
ぜひチャレンジしてください！

1 ポイントを中指で押す

両手の中指でこめかみのポイントを
それぞれ痛くない程度にプッシュします。
（ポイントの探し方は52ページ参照）

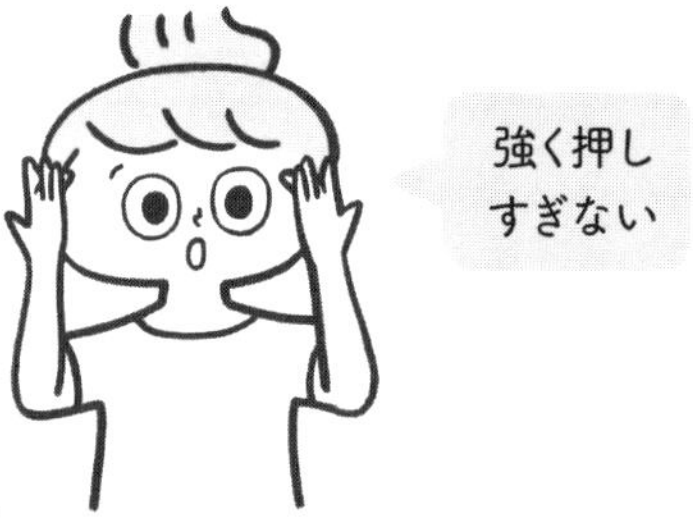
強く押し
すぎない

2 歌に合わせて目を動かそう

こめかみのポイントを押さえながら、イラストのように両目を歌に合わせて動かしていきましょう。このとき、顔を気持ち上向きにするとより効果がアップします。

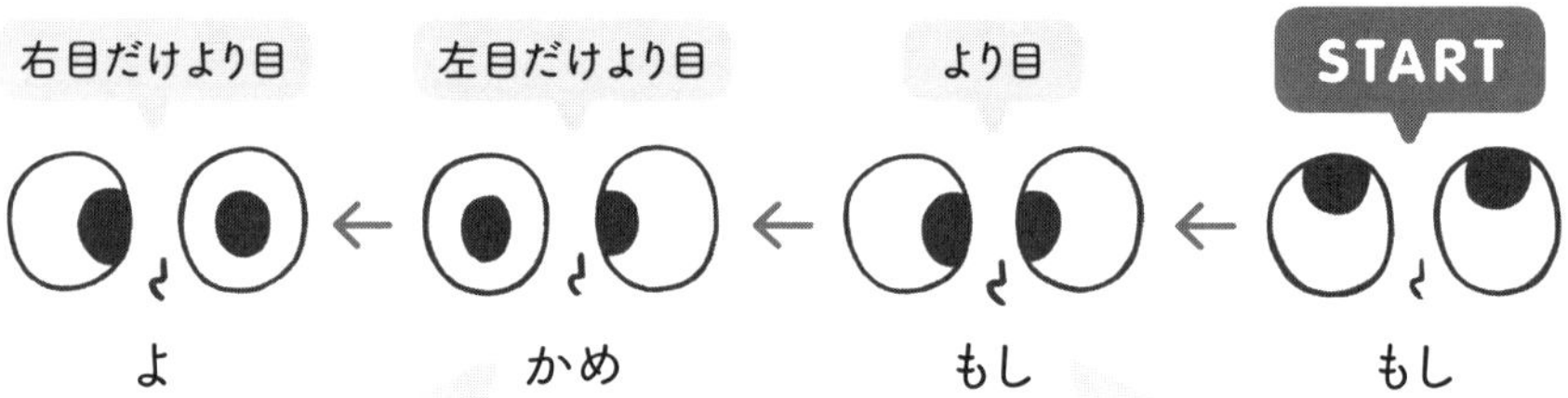
START
もし
より目
もし
左目だけより目
かめ
右目だけより目
よ

片方より目がうまくできないときは…
人差し指を正面から右へと移動させ、左目だけで追います。できなければ、右目をつぶって左目だけで指を追い、そのあとで右目を開けてみましょう。片方だけより目ができるはず。最初は難しいですが、何度も練習するとできるようになります。

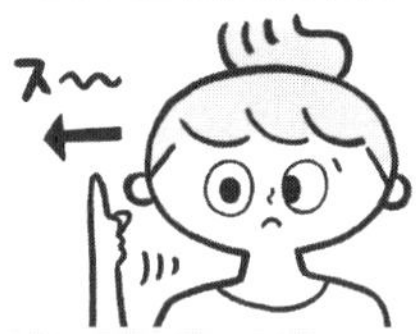
ス～

より目がうまくできないときは…
顔の正面10cmほど離れたところに人差し指を立てて、両目で見ます。自然により目ができるはず。

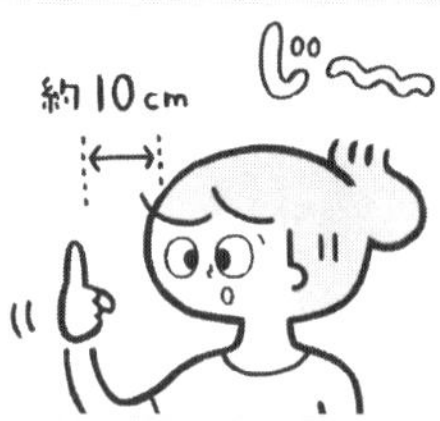
約10cm

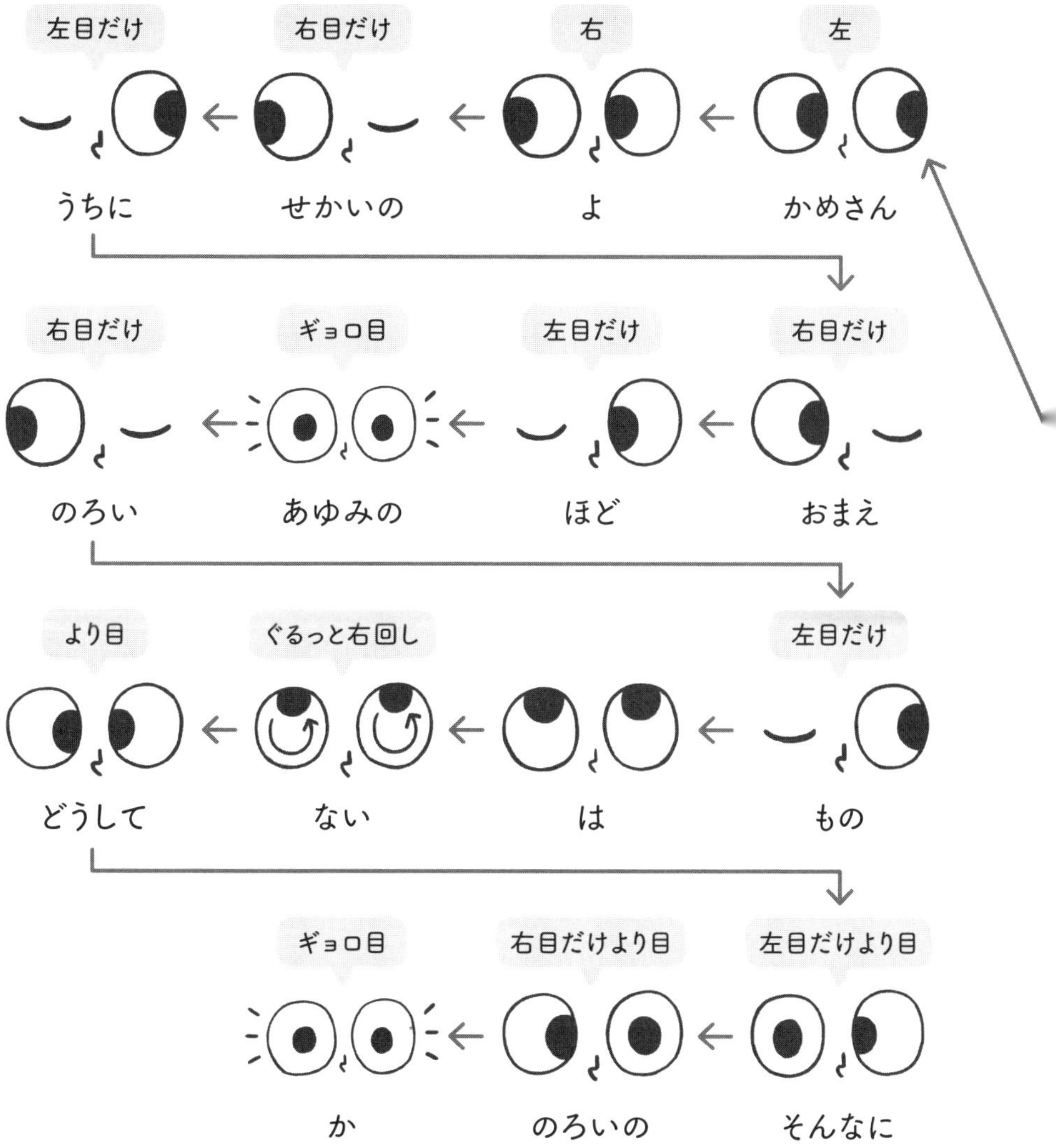

- 3～5回ほどくりかえしましょう。
- 慣れてきたら、好きな曲でもやってみましょう。

毛様体筋を鍛えるアイダンス

目のピントが合いにくい、またはスマホ老眼が気になる人は、
ピント調節の働きをする毛様体筋を鍛えましょう。

1　遠くと近くに目標を見つける

目の前に人差し指を立てます。離れた場所に目標を見つけましょう(ビルなどの風景、壁に張られたカレンダーなど)。

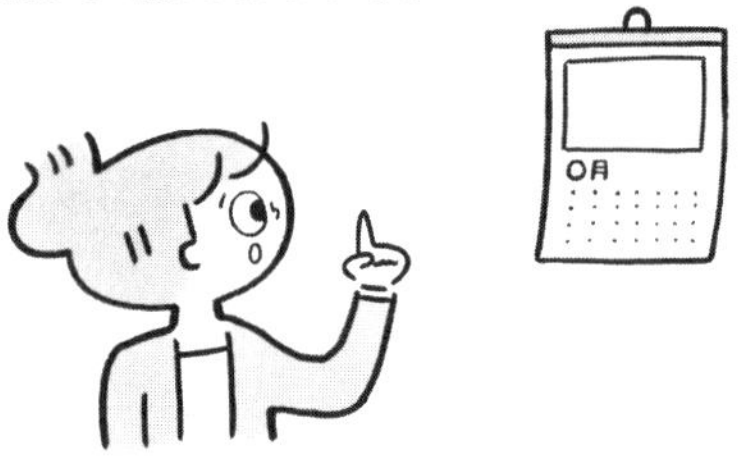

2　歌に合わせて近くと遠くを交互に見る

目のピントを、近くから遠くに合わせます。
歌に合わせて、近く→遠く→近く→遠くと交互に見るようにしましょう。

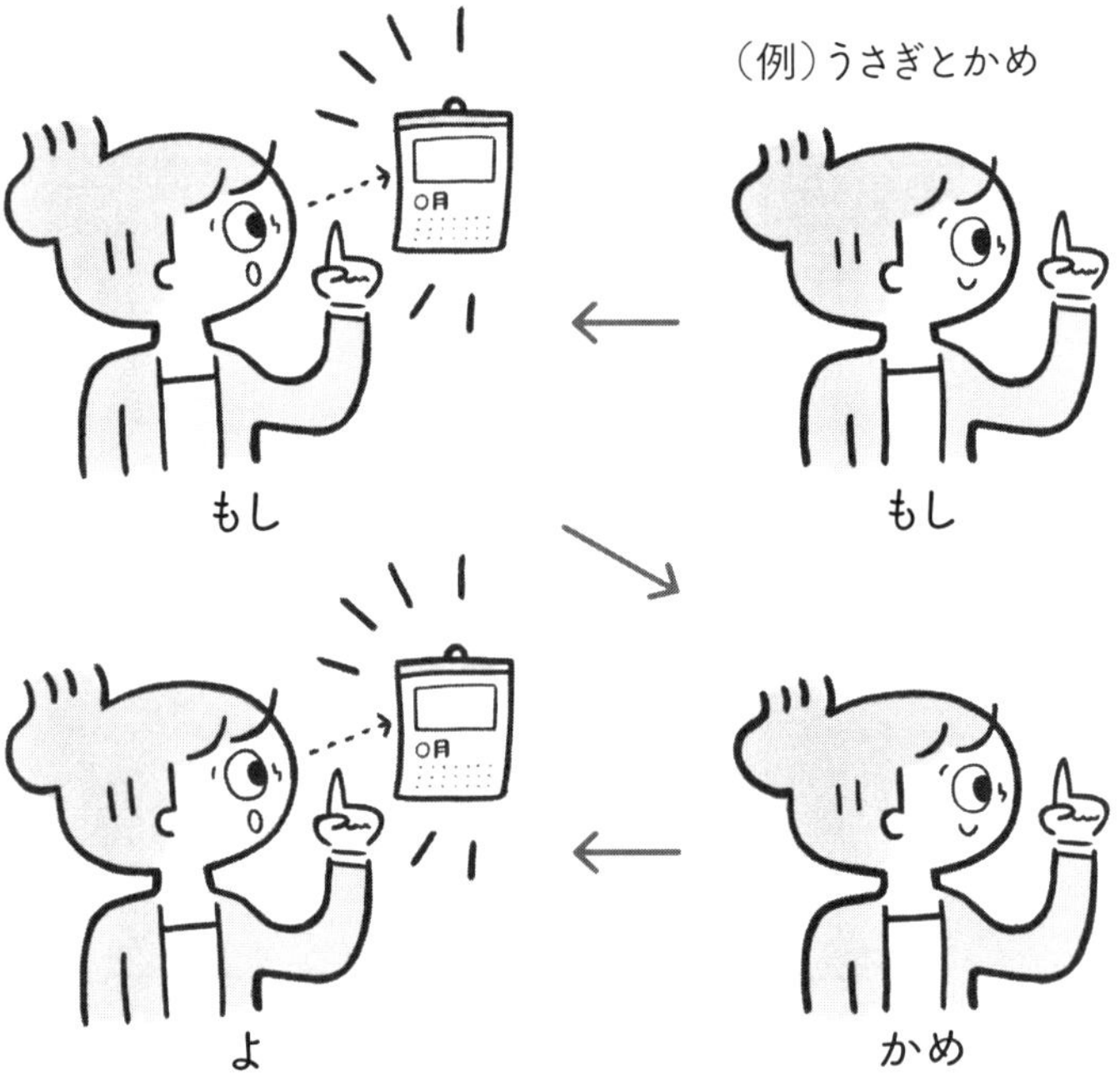

…以下、歌に合わせて続けよう!

番外編 1 老眼が気になる人向け

老眼が気になる人は、アイダンスに加えて
“なぞる”毛様体筋トレーニングを行いましょう。
外出先でも自宅でも、いつでも簡単にできるトレーニングです。

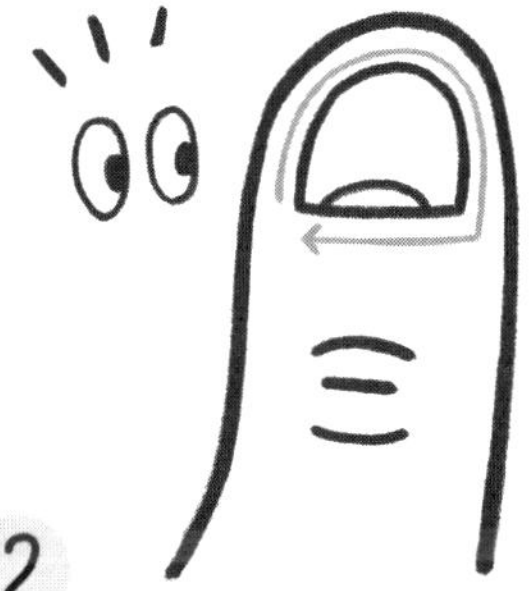

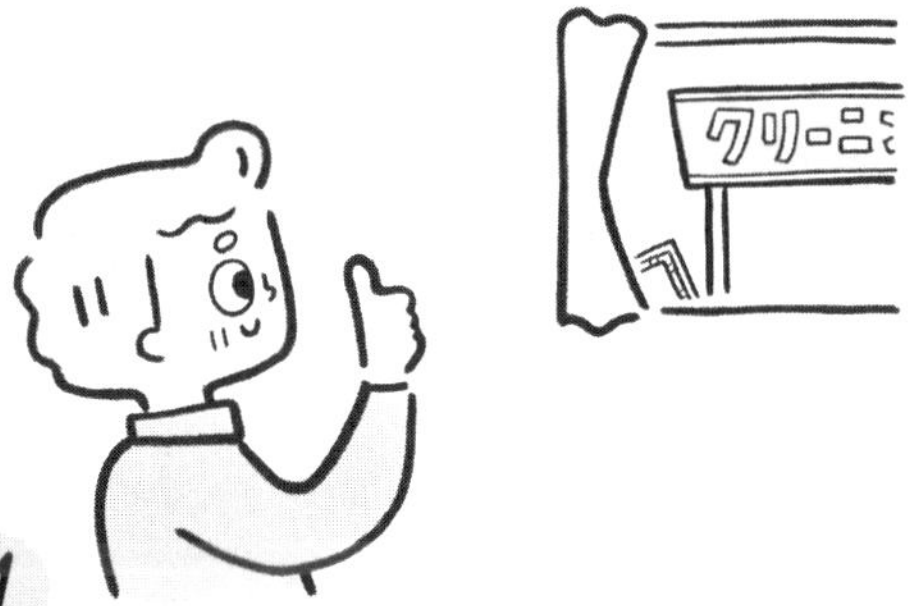

1

目の前に親指を立てます。離れた場所に目標を見つけましょう（ビルなどの風景、壁に張られたカレンダーなど。数字や文字などが書いてあるものがおすすめ）。

2

まず親指を見て、爪の輪郭や、指のシワなどを視線だけでなぞります。10秒間なぞったら終了。

3

次に遠くの目標を見て、そこに書かれている文字や数字を視線だけで10秒間なぞります。

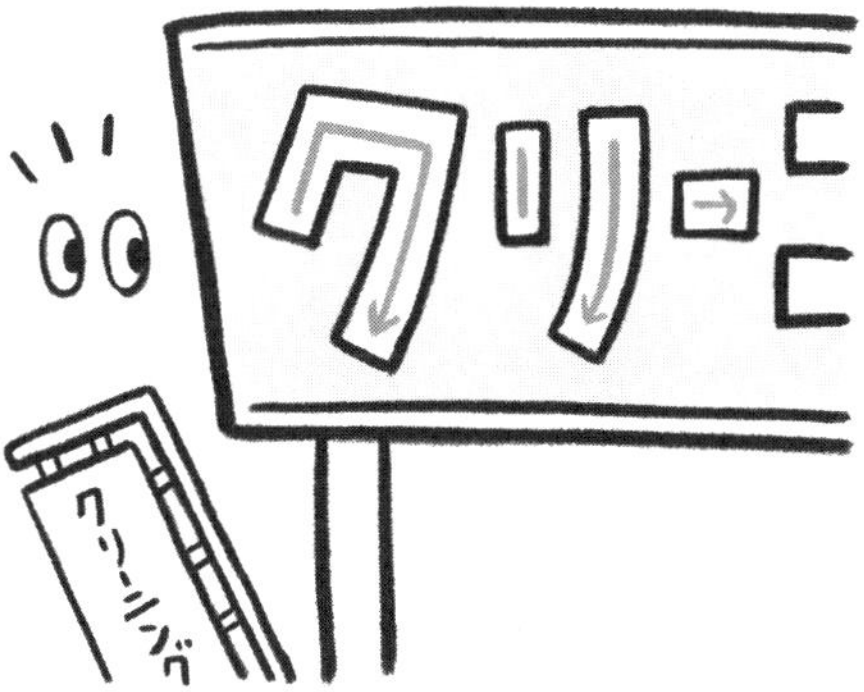

4

2と3を交互に3～5分間行います。

番外編 2 小中高生のお子さんがいるご家庭向け

現代の子どもたちは、急性内斜視（片方の黒目が内側に向き、物が二重に見えるようになる目の症状）になりやすい傾向にあります。常に目の状態をチェックして、改善トレーニングを行いましょう。

写真を撮ってチェックしよう

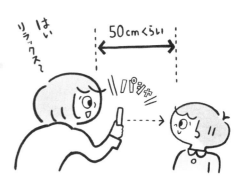

お母さんやお父さんが、スマホやカメラを使い、お子さんの顔写真を正面から撮りましょう。お子さんには、カメラのレンズをまっすぐ見てもらうよう指示を出してください。

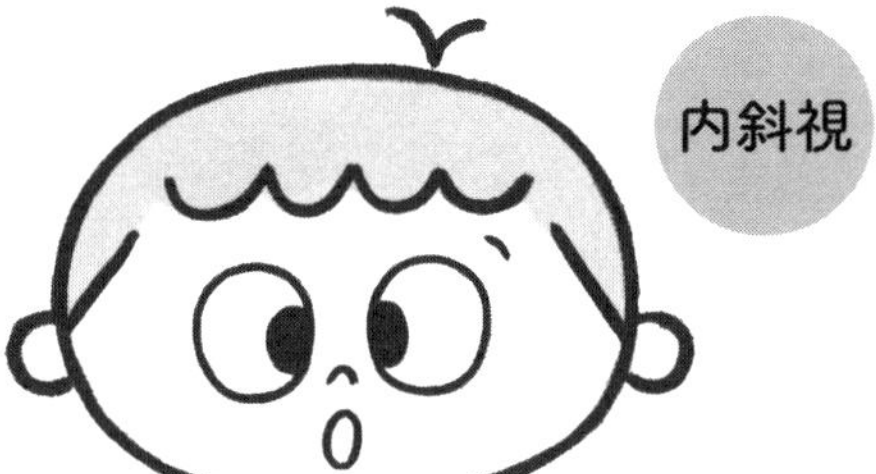

眼球が片方だけ内側によっている場合は、内斜視の状態。両方よっている場合もあります。内斜視になると、物の遠近感や立体感がつかみにくくなり、物が二重に見えたりします。

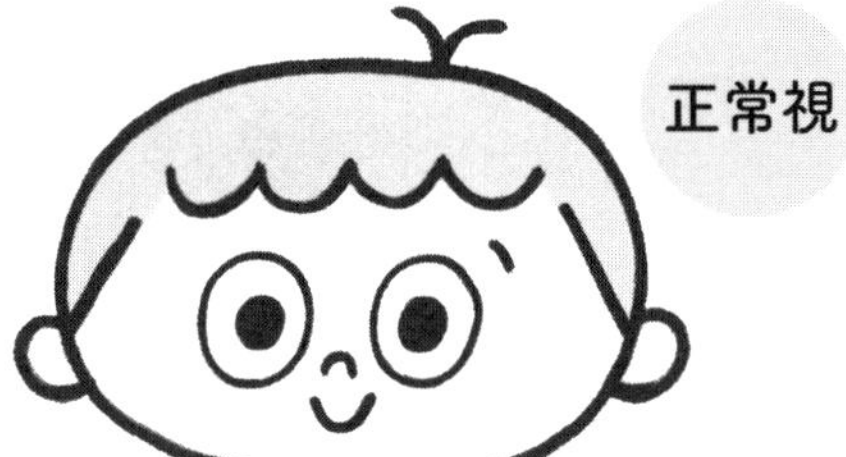

眼球が両方とも目の中央にある場合は、正常な状態。

内斜視がある場合は、次のページのトレーニングを行いましょう。

右目が内斜視 右斜め上から右斜め下へ眼球を動かしましょう

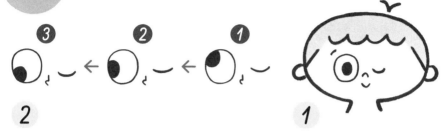

2

右目を❶（右斜め上）へ動かし、目のふちを沿うようにして❷の位置、❸の位置へ。❸までいったら、同じ道を辿るようにして、❷の位置、❶の位置へ移動。これを10回くりかえしましょう。

1

左目を閉じて、右目で正面を見ます。

左目が内斜視 左斜め上から左斜め下へ眼球を動かしましょう

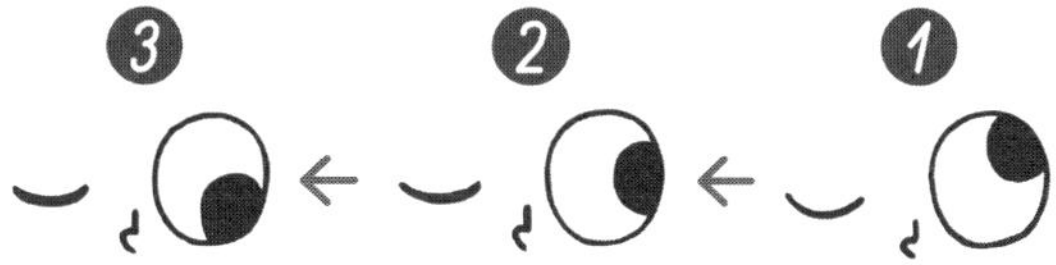

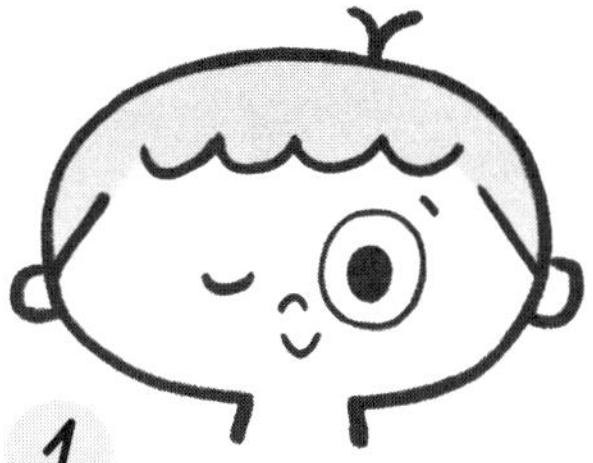

2

左目を❶（左斜め上）へ動かし、目のふちを沿うようにして❷の位置、❸の位置へ。❸までいったら、同じ道を辿るようにして、❷の位置、❶の位置へ移動。これを10回くりかえしましょう。

1

右目を閉じて、左目で正面を見ます。

もし、両目に斜視が見られたら、両方の目のトレーニングを行いましょう。

コラム② 筋膜マッサージが、つらい眼精疲労を消す!?

パソコンやスマホを多用する現代、眼精疲労やドライアイに悩まない方はいないでしょう。

眼精疲労というと目のだるさや疲れだけを指すように思われがちですが、実は眼精疲労とは、目の疲れや視力低下が発端となり、頭痛や吐き気、首・肩のこりなど、全身に症状が出ることを指します。

つらい眼精疲労を改善するのにもアイダンスが効くのですが、もし、会社のデスクワークで眼精疲労を感じた場合、デスクでアイダンスをやるのは少し恥ずかしいかもしれません。そんなときには、38ページから45ページで紹介した筋膜マッサージを試してみてください。デスクワークでこり固まった首や肩の筋肉や筋膜がほぐれて、頭への血流が上がるので、目の疲れがすーっと消えていくはずです。

デスクワークの合間に1時間に1回はやるように心がけると、脳への血流アップで作業効率も上がるでしょう。

第3章

視力低下を防ぐ新習慣

瞑想をして視力アップ⁉

目まぐるしいスピードで変化する今の時代は、目を通して見た現実を投影する私たちの心も、曇りがちです。そこで、視力アップと心の安定のどちらも叶えるためにおすすめしたいのが、「瞑想」です。

瞑想経験がある方はおわかりだと思いますが、無我の境地に入ろうとすればするほど、雑念が頭に浮かび集中できないものです。そんなときは、**「この瞑想で目がよくなる」と念じてから、瞑想に入ってください。**このように1つの目的を頭の中に浮かべることで、**瞑想に集中できるだけでなく、脳の中の視覚中枢に一種の暗示をかけることもでき、視力向上にも効果が期待できます。**

瞑想時にポイントになるのが、「呼吸」。おすすめは、4秒で息を吐き、4秒で息を吸う「リズム呼吸」です。目が疲れたときはとくに効果的です。

とくに息を〝吐く〟とき、副交感神経が優位に働き、リラックスできます。慣れてきたら、吐く息を4秒から8秒へと長くしてみましょう。

そして、呼吸をすることに慣れてきたら目を開けてゆっくり眼球を右回り、左回りに回し、眼筋をストレッチさせてみましょう。心をリラックスさせながら行うことで、気持ちのいいトレーニングタイムになります。

毎日、眠りにつく前の暗い場所や、お風呂の中で行うと、リラックスでき、さらに効果が上がりますよ。

瞑想時の呼吸のポイント

腹式呼吸で行いましょう。お腹をへこませながら4秒で口から（できる方は鼻から）吐き、お腹をゆるめて4秒で鼻から吸います。鼻呼吸に慣れるまでは、吐くときは口からでもかまいません。

慣れてきたら、8秒で吐いて、4秒で吸うようにしましょう。

視力向上にも効果あり！外でのウォーキング

最近、ある研究によって、「太陽光線の中にあるバイオレットライトという光が近視の進行を抑える」ということがわかりました。

紫外線を浴びすぎると、目の炎症につながるので注意が必要ですが、視力低下を防ぐためには、屋外で太陽の光を浴びることが大切なのです。

さらに、太陽光線を浴びることは視力アップによい効果をもたらすだけでなく、精神安定にも深く関わることがわかっています。太陽光線を浴びると、〝幸せホルモン〟とも呼ばれ、心のバランスを保つのに欠かせない「セロトニン」という脳内物質が分泌されることがわかっているのです。

屋外に出ることは、視力アップとセロトニン分泌のために欠かせません。

どうせ、外に出るのであれば、15分程度のウォーキングをするのはいかがでしょうか。日の光がたくさん降り注ぐ中、ウォーキングをすることで、適度な太陽光を浴びることができます。

私がウォーキングをおすすめするのは、太陽の光を浴びることができるだけでなく、「目から情報を豊富に入れること」ができるからです。外を歩くだけで、前を歩く人の姿、通りを走る自転車、風に揺れる木々など、さまざまな情報が目から入ってきますね。

このようにさまざまな「生の情報」を目から入れているとき、私たちの眼筋は、家の中でテレビやスマホを見ているときとは異なり、よく動いています。これが眼筋のよい運動になるのです。さらに、目から情報を豊富に入れることで、脳を活性化させることもできます。

太陽の光を心地よく浴びながら、ウォーキングをして視力回復をはかりましょう。

寝るときに、どこにスマホを置くかで視力が変わる

世界中で「電磁波」によるリスクが懸念され、さまざまな対策が取られる中、日本は電磁波対策後進国といわれるほど、関心が薄いのが現状です。

このままでは「電磁波過敏症（電磁波が原因の体調不良）」が増え続け、大きな社会問題になるのは簡単に想像できます。

「電磁波過敏症」を命名した米国の医学者ウィリアム・レイ博士によると、その症状には、左記のようなものが挙げられます。

- **目の症状：見えづらい、目が痛い、目がうずく　など**
- 皮膚の症状：乾燥する、赤くなる、できものができる　など

- 鼻の症状：鼻詰まり、鼻水　など
- 顔の症状：顔の痛み、顔がほてる、むくむ　など
- 疲労、めまい、関節痛、動悸、吐き気　など

目が見えづらくなることも、電磁波過敏症の症状の1つであることに驚かれた方もいるかもしれません。視力低下には、眼筋の衰えのほかにもこんな原因があったのです。

さらに、電磁波を強く発する基地局のアンテナを取り除いたところ、ドライアイなどの目のトラブルが改善された例が、国内でも報告されています。

電磁波がどれだけ目に影響を及ぼしているのか、わかっていただけたでしょうか。

電磁波から目を守るため、**寝るときには、くれぐれもスマホやタブレットを頭の近くに置かないようにしましょう。**

スマホ、タブレットとは、よい距離を保って

以前、あるテレビ番組で放映していた驚きの映像に、目を疑いました。それは、台湾で秘書として働く、25歳の女性の話でした。

彼女は秘書という仕事柄、メールの送受信やスケジュール管理などでスマホを日常的に多用していました。

1日に平均して10時間以上もスマホを使っていたそうです。

加えて、帰宅してからの夜のリラックスタイムには、電気を消した暗い部屋で、スマホでドラマや動画鑑賞をしていたのです。

そんな生活を2年以上続けていたこの女性は、目に異常を感じるようになりました。突然の視力低下。文字がぼやけて読めない。しかも、目が真っ赤に充血し、ひ

どい頭痛もする……。

急いで病院へ駆け込んで検査した結果、なんと眼球の角膜に500箇所以上の小さな穴が空いていたというのです。

医師によると、原因はスマホのディスプレーから発せられる「ブルーライト」だったそうです。

この女性は、長時間スマホを使用していただけでなく、部屋を暗くしてスマホの画面を見たり、画面の明るさを最大にしていたり、その使い方も目によくないものだったようです。

結果として、目に相当なダメージがかかり、角膜に穴が空く最悪の状態になっていたのです。

スマホやタブレットの登場で、何かと便利になりましたが、視力あってのアイテムです。皆さんも、使用するときは、ほどほどを心がけましょう。

おわりに

グーッと眼球を左右、上下に動かすアイダンス、楽しんでいただけたでしょうか。
アイダンスを試した方の中には、数日後に眼筋が筋肉痛になってビックリされる方もいます。きっとこれまで、眼筋痛になるほど、眼筋を意識して動かしたり、眼筋の筋膜にアプローチすることなどなかったはずですから、驚かれるのも無理はありません。

眼筋痛が起きるのは、眼筋がしっかり動き、筋膜癒着が取れている証拠ですが、痛みを覚えたら少しお休みして、またアイダンスを再開してくださいね。

私はこれまで、10冊の本を出版してきました。
これまでの著書では、体の痛みやこりを解消、緩和するための方法をお伝えしてきましたが、「どんなによい本を書いたとしても、読者の方が実践してくれなければ意味がない」と感じています。

そのため今回は、多くの方に興味を持っていただき、楽しみながら実践できる本を書きたかったのが本音です。また、私たちにとって視力は生涯大切なものですから、皆さんの視力アップの「きっかけ」をつくれたら……と思ったのです。

だからこそ、視力回復法を考えるとき、「簡単に楽しくできる」「やることが楽しみになる」点にこだわりました。そうしてできたのが、このアイダンスです。

最後にアイダンスを楽しく続けられるコツをお伝えします。それは、アイダンスを行う動画を撮って、自分で見返したり、友人や家族と見せ合ったりすること。目でダンスを踊る様子は自分1人で見返しても非常に面白いですし、誰が1番うまく踊れているか、皆で比較すると毎日楽しんで続けられます。

私は根っからの臨床家で、毎日、治療して患者さんを癒すことに人生を賭けています。だからこそ、実践していただくことに意義があると信じています。

楽しいアイダンスを実践することで、1人でも多くの方が視力アップを実感できますように。

著者紹介

磯﨑 文雄

I.P.F研究所主宰。自身の腰痛をきっかけに筋膜理論に出合い、治療師を志す。ホリスティック医学の一環として、筋膜理論の研究を続けるかたわら、日本人の体に合った独自の筋膜マッサージ法を確立。38年間で約8万人以上の治療を行ってきた。その的確な施術と即効性のある治療法は、プロスポーツ関係者にも広く信頼されている。筋膜理論に基づき、眼筋の筋膜にアプローチできる新しい視力回復法を編み出した。『肩こり・腰痛・膝痛がたちまち消える! 筋膜リセット』(小社刊)など、著書多数。

参考文献・参考ホームページ

『見えない汚染「電磁波」から身を守る』古庄弘枝/著(講談社)
『電磁波過敏症の症状』あかね台 眼科脳神経外科クリニック
(http://www.akanedai-eysn.com/sp/images/databank/other/d03.pdf)

1日《にち》1回《かい》! 目《め》がどんどんよくなる「アイダンス」

2020年7月1日　第1刷

著　者　磯《いそ》 﨑《ざき》 文《ふみ》 雄《お》

発行者　小澤源太郎

責任編集　株式会社 プライム涌光

電話　編集部　03(3203)2850

発行所　株式会社 青春出版社

東京都新宿区若松町12番1号〒162-0056
振替番号　00190-7-98602
電話　営業部　03(3207)1916

印刷　大日本印刷　　製本　フォーネット社

万一、落丁、乱丁がありました節は、お取りかえします。

ISBN978-4-413-11328-1 C0077

© Fumio Isozaki 2020 Printed in Japan

本書の内容の一部あるいは全部を無断で複写(コピー)することは著作権法上認められている場合を除き、禁じられています。